北中医博物馆
杏林藏珍文丛

博物馆里寻香觅药

主编 卢 颖 冯林敏

全国百佳图书出版单位
中国中医药出版社
·北 京·

图书在版编目（CIP）数据

博物馆里寻香觅药 / 卢颖 , 冯林敏主编 . -- 北京：
中国中医药出版社 , 2024.5（2025.4 重印）
（北中医博物馆杏林藏珍文丛）
ISBN 978-7-5132-8694-7

Ⅰ.①博… Ⅱ.①卢… ②冯… Ⅲ.①中药材—介绍
—中国 Ⅳ.① R282

中国国家版本馆 CIP 数据核字 (2024) 第 060643 号

中国中医药出版社出版

北京经济技术开发区科创十三街 31 号院二区 8 号楼
邮政编码　100176
传真　010-64405721
北京盛通印刷股份有限公司印刷
各地新华书店经销

开本 710×1000　1/16　印张 15.75　字数 209 千字
2024 年 5 月第 1 版　2025 年 4 月第 2 次印刷
书号　ISBN 978 – 7 – 5132 – 8694 – 7

定价　79.00 元
网址　www.cptcm.com

服 务 热 线　010-64405510
购 书 热 线　010-89535836
维 权 打 假　010-64405753

微信服务号　zgzyycbs
微商城网址　https://kdt.im/LIdUGr
官 方 微 博　http://e.weibo.com/cptcm
天猫旗舰店网址　https://zgzyycbs.tmall.com

序

讲好中医药的故事从博物馆开始
——读《博物馆里寻香觅药》

一、导言

北京中医药大学是我的母校，1978 年春，我刚上大学的时候，她还叫北京中医学院，校园里也没有博物馆。当年我最爱去的地方就是学校的中药标本室，那是我研习中药学的启蒙地。在那里，我第一次见到了贵重药材麝香、犀角，充满神秘色彩的马宝、牛黄。

刚进校门时，我的脑子是一张白纸，面对琳琅满目的标本，我的内心充满着好奇。我十分喜欢向老师提问，还有些问题老师一时也回答不出来。

就这样，我带着问题进入了校门，又带着更多需要探索的新问题从母校毕业。

这里要特别感谢中药标本室，它引发了我继续探索的兴趣与乐趣，成为后来我工作中的动力。毕业后的四十年，我没有改行，走出书斋寻本草，一直在研究中药，在本草的道路上继续探索。

"纸上得来终觉浅"，面对中医药的问题，只要有机会，我尽可能赴实地去考察，先后到过国内外百余处重要药材产地，去实地认药、采药。到天山采雪莲、去青藏高原寻虫草、进长白山挖野山参、到合浦赶海寻珍珠。后来又到海外寻觅北美的西洋参、中美洲的苏合香、土耳其的番红花、南非的芦荟、马来西亚的燕窝、印度的猴枣、孟加拉国的靛蓝、南极洲的腽肭脐、阿曼的乳香、柬埔寨的龙脑香、印度尼西亚的龙涎香等，尽可能多地获取第一手资料。途中遇到过众多挑战，但充满着乐趣和收获。

二、让标本参与对话

如何讲好"中医药的故事"，是当今一个热门话题。现在网络上、书刊里这类的话题不是太少，而是太多了，其中有传说的、有杜撰的，真真假假，莫衷一是。

文化，需要挖掘，需要整理，需要弘扬。科普教育与科研工作一样，同样需要付出时间和努力，需要精打细磨。在这里，我举两个自己亲身经历的小故事谈些体会。

前文提到的牛黄与马宝，它们是家畜牛和马的消化道结石，其来源是什么的问题已经不存在疑问了。但目前市售的猴枣究竟源自何物却成了难题，市售的猴枣多且产量稳定，它们还是来自猕猴体内的结石吗？不知道，反正书上是这样写的，多数人也是这样说的。为了探寻市售"猴枣"真正来源，我曾约上纪录片导演浣一平，一同深入到印度中南部特伦甘纳邦的一个小山村——传说中市售"猴枣"的主要产地。我在那里亲手解剖了两只体内生有结石的黑山羊，有人说这种结石只产生于母山羊体内，而我解剖的两只山羊一公一母，并且都在其体内盲肠发现了结石。最后终于溯清了市售"猴枣"的真相：原来所谓的"猴枣"，都是当地人给山羊饲喂过阿拉伯金合欢树的种子后，在盲肠中形成的消化道结石，而且不分公母。在这些结石被淘洗出来的一刹那，可真是"水落石出"，真相大白，也澄清中医药人"乱杀野生动物"的"罪名"。

还有目前网上盛传的"九大仙草"故事，据说其来源是唐代的《道藏》一书。针对这个问题，我曾同中国中医科学院医史文献研究所所长郑金生教授并同我的博士研究生梁鹂一起"刨根问底"式地探讨过，经过我们严肃、系统的考证，完成了《何首乌考辨》一文，还原了中药何首乌的本来面目。世上本无仙草神药，所谓"仙草"何首乌本源自唐代文学家李翱的一篇传奇，故事中寄托了古人寻找灵丹妙药的一种憧憬。原本，何首乌是中医治疗外科疮疡的良药，自明代始流行于市，而后又被誉为长生不老药。在社会商业化日盛的今天，不免又添加了几分炒作的元素，被赋予了浪漫色彩。我在这里想强调的是：真正爱护中医药的做法，应当是实事求是！过度渲染，把子虚乌有的东西描绘得神乎其神，其后果很可能是捧杀了中药。

三、佳作新尝

今天，打开电邮见到北京中医药大学中医药博物馆卢颖馆长传来新作——《博物馆里寻香觅药》的书稿，首先映入我眼帘的是一幅幅精美的照片，有野外生态、有动物、有植物，还有一些大学珍藏的镇馆之宝，这恰好似多年未见的老友重逢，令我格外欣喜。不少我当年的疑问，也在书中寻到了答案。

这些年，在卢馆长的带领下，母校中医药博物馆办得有声有色，并推出了一系列寓教于乐的中医药题材科教动画片。不仅如此，她还积极推进参与世界中医药学会联合会博物馆委员会的成立。在委员会成立仪式上，我曾谈到自己的感想："西药，特别是化学药的背后，往往只是一个'结构式'，但在中药的背后，往往是一段文化故事。我们应当让那些沉睡的文物动起来，成为一个个会说话的讲述者。"

这本书的一大特色就是对照标本讲故事，形象生动、言之有物、言之有据。本书既是一部中医药的故事集，又是一部系统的解说词，也是母校中医药博物馆多年来工作的一个总结。

书里在讲述中医药故事的同时还道出了许多馆藏标本背后数代中医人的故事，这些故事浸透着人文情怀，堪称件件皆精品，款款凝深情。

举例而言，党参是一种常见的中药，论资历与辈分，不过是明末清初才问世，而且最初是冒名人参登场的，说来算不上稀罕之物。但呈现在我眼前的这件党参浸制标本，则格外出众，制作精良。不仅地上缠绕的茎叶保存完好，色彩如初。再看地下的部分，从"狮子盘头"，到灵动的躯体，带着神韵阔步走来。怪不得历史上，能作为"百草之王"的替身问世呢。看罢文字说明，方知这件标本是博物馆马泽新老师在一次野外郊游中的意外收获。正是出于博物馆人的强烈事业心与多年的职业习惯——"走到哪里，发现到哪里"，才有可能将藏在深山的宝藏，请入科学的殿堂。

翻阅书稿，我不禁又追忆起博物馆前任馆长、英年早逝的张镐京老师。20世纪80年代初，我们在暑假期间，曾一起赴京西百花山实地考察了一周。住在山里的日子，那些采药的经历和学到的药物知识，我铭记在心。当年采到的标本，也都被收藏入库，为母校博物馆的建设添砖加瓦。

打造好一个博物馆，非一日之功，一代代北中医人曾为此付出。目前，有的老师已经退休，有的老师已经离世，但标本被留存下来，在那里静静地向参观者诉说中医药的故事、诉说中医人的故事。随着时间的推移，愈发显得弥足珍贵。

回顾历史，从"神农尝百草"到"李时珍问道渔父农夫"，中医人前赴后继；看今朝，新时代本草在新中医人的推动下再展华章：青蒿素的发现、天麻栽培的成功、肉苁蓉防风固沙，让农民脱贫致富……这些都是有血、有肉、有灵魂、可歌可泣、值得发掘的故事。

致敬母校的中医药博物馆，致敬母校的各位老师。讲好中医药的故事实在不容易，讲好中医药的故事从博物馆开始。

北京中医药大学《本草纲目》研究所所长

香港浸会大学中医药学院原讲座教授

赵中振

2023年8月5日

前　言

北京中医药大学中医药博物馆（简称北中医博物馆）利用馆藏文物和标本，多年来一直在进行着中医药科普教育工作。《北中医博物馆杏林藏珍文丛》就是博物馆工作人员将多年来积累的科普文章，汇集而成的中医药科普著作，也是北京中医药文化研究基地在中医药文化内涵及中医药科普知识传播领域的研究成果。

北中医博物馆建成于 1990 年，下设医史部和中药部，负责医学文物和中药标本的征集、保管、展陈、宣教、科研工作。自开馆以来，博物馆的老师们依托丰富的馆藏资源和自身中医学、中药学、历史学、文物学的专业知识，对馆藏文物和标本进行了系统研究，深入挖掘藏品内涵，讲述藏品背后的故事。北中医博物馆一直致力于中医药科普教育工作，以主题展览、科研论文和科普文章的形式，使展柜中的文物和标本鲜活而又深邃地呈现于广大中医药爱好者面前。博物馆的科普教育不仅立足于大学校园，还将中医药科普知识讲堂扩展到社区、中小学校和企事业单位，并利用网站、微信等新媒体手段在更广阔的舞台上传播。

《北中医博物馆杏林藏珍文丛》是

基于博物馆的两个常设展览而编著。《医药文物背后的故事》讲述的对象取自"中国医学史展厅中"所陈列的医药文物,《博物馆里寻香觅药》则为大家讲述"中药综合展厅"中的在展中药标本。

"中药综合展厅"是北中医博物馆的中药主展厅,共陈列中药近600种,2000余份标本,其中不乏一些稀缺、珍贵、特异、罕见的中药标本。《博物馆里寻香觅药》精选其中的45件中药展品,分成九大仙草、贵细之药、动物之光、矿物之美及稀罕之物5个板块。铁皮石斛、天山雪莲等九味中药因功效显著、又得之不易,故被道家冠以"仙草"之名,流传至今;西红花、麒麟竭、川贝母等皆为资源稀缺、价格昂贵、难以替代的药材,称为贵细之药,占据药材市场较大的份额;牛黄、麝香等动物药材为"血肉有情之品",与植物药、矿物药一起,共同构成了中药

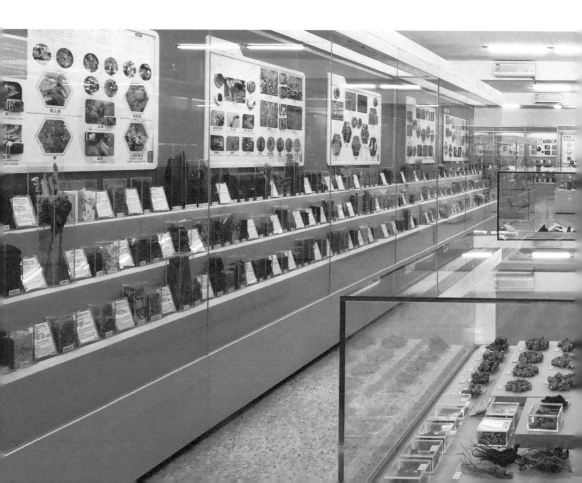

的三大来源；石膏、雄黄等矿物药有着漂亮的颜色、光泽和纹理，不仅观赏性强，临床上的作用和功效也无法替代；肉桂、甘草等虽为常用，但野生的、大型的药材标本却极其罕见难得。

　　每一板块，均是紧紧围绕着展品，对照标本进行讲述，详细为读者朋友们解惑了"自何处来，有何价值，如何鉴别，有何用途"等问题，使读者通过文字、图片不仅可以了解到中药标本的知识、文化，更获得对中药标本本身的兴趣和喜爱。

　　《北中医博物馆杏林藏珍文丛》是博物馆老师们将多年对藏品研究和科普教育的成果进行总结、提炼，自主编写的中医药科普读本。书中的图片均为北中医博物馆的藏品照片。

　　随着健康中国战略的实施，政府对中医药事业大力支持，民众对中

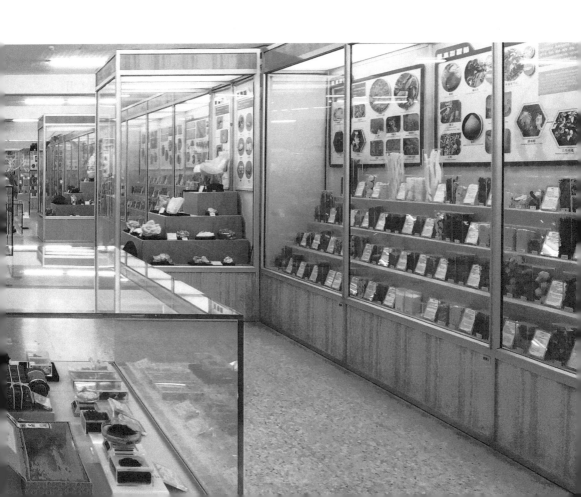

医药的关注也与日俱增，市面上的中医药科普读物大量涌现。与提供实用的养生保健知识，或探讨中医药文化理论的科普读物不同，本书以中医药博物馆一线工作者的视角，从每天接触的医学文物和中药标本等实物出发，以小见大，深入浅出地探讨医学史和中药领域的问题，这是本丛书的独到之处。

希望这套书的出版，能够让更多的民众对中医药从邂逅到了解，从了解到认同，让中医药真正融入日常生活中，提高民众的"治未病"意识和健康素养，架起中医药知识和文化与广大群众之间的桥梁。

我们衷心希望，在掩卷之余，中医药文物和中药标本在您心中变得鲜活、生动，而不是尘封在历史中了无生趣的旧物和静止不动的展品。同时，也诚挚邀请您亲临北京中医药大学中医药博物馆，与这些有趣的医学文物和中药标本当面对话！

编者

2024 年 1 月

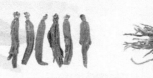
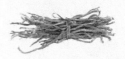

目录

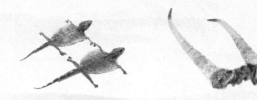
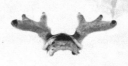

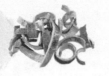
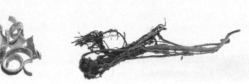

顺乎自然，道法自然。道家尊重生命，倡导养生，尤其重视饮食养生，由此促进了『食补』『食疗』的发展。药王孙思邈就是一位虔诚的道士，他在《千金要方》中言：『食能排邪而安脏腑，悦神爽志，以资血气。若能用食平疴，释情遣疾者，可谓良工。长年饵老之奇法，极养生之术也。』

　　"食补""食疗"多选用一些有补益精气功效的中药。相传，唐开元年间的道家经典《道藏》将"铁皮石斛、天山雪莲、三两重人参、百二十年首乌、花甲之茯苓、深山灵芝、海底珍珠、冬虫夏草、苁蓉"并称为"中华九大仙草"。博物馆为此特设立了"九大仙草"展区，以飨众人。

　　铁皮石斛生于水旁石上，益胃生津，人间仙草；天山雪莲生天地异宝之地，治一切寒证，神乎其神；人参年久长成百草之王，大补元气，救脱扶危；何首乌披神秘色彩，生泻熟补，乌发延年；茯苓青松根下长，利水渗湿，健脾补中，谓之四时神药；灵芝为祥瑞之草，久服轻身不老，延年神仙；珍珠出于江海，藏于蚌中，有机宝石；冬虫夏草，静而为草，动而为虫，药中黄金；沙漠人参苁蓉，补而不峻，暖而不燥，滑而不泄。此九味因功效显著又得之不易，故被道家冠以"仙草"之名，流传至今。

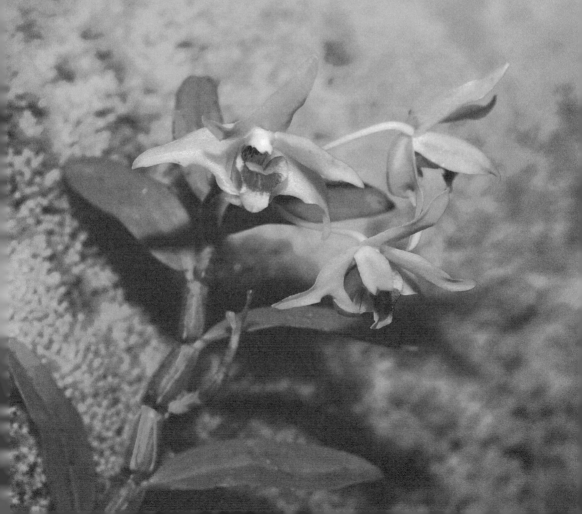

益胃生津的仙草

——石斛

北中医博物馆的中药综合展厅有一个石斛专柜，里面陈列了铁皮石斛、金钗石斛、鼓槌石斛等多种石斛标本，有的呈螺旋形，有的呈细棍状，有的是齿轮形，大小、形状不一。走过此处的观众往往会好奇，石斛不是电视剧里的救命仙草吗？原来分这么多品种呀！

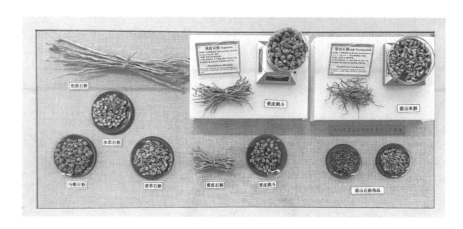

石斛专柜

石斛是传统名贵中药，来源于兰科石斛属多种草本植物的茎。《本草纲目》将它归为石草类，喜阴，多生长于树干或悬崖峭壁的石缝中，故名"石斛"。"斛"是古代粮食贸易和流通的计量工具，像一个鼓着肚子、有两只耳朵的大木桶。如果您见过新鲜石斛的茎，就会发现它每一节都呈圆柱形，肉质肥厚，是不是很像"斛"这种鼓肚子的容器呢？

石斛是个名副其实的大家庭，很多朋友购买石斛时，发现石斛的公斤价从几十元至上万元不等，就是因为它的品种繁多。《中国药典》中收载了两类石斛，第一类为兰科植物金钗石斛（*Dendrobium nobile* Lindl.）、鼓槌石斛（*Dendrobium chrysotoxum* Lindl.）或流苏石斛（*Dendrobium fimbriatum* Hook.）及其近似种，中药名为"石斛"，此类石斛多加工成 1 厘米左右的短段，临床复方用药多来源于此。第二类为同属植物铁皮石斛（*Dendrobium officinale* Kimura et Migo），主产于浙江、云南、广西、湖南、贵州等地，其新鲜时表面呈铁绿色、铁青色，中药名为"铁皮石斛"。养生保健多用铁皮石斛。

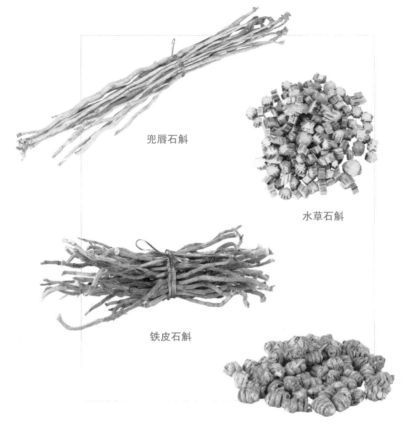

兜唇石斛

水草石斛

铁皮石斛

铁皮枫斗

　　吃过铁皮石斛的朋友会发现，石斛嚼起来黏黏的，有点粘牙。石斛富含黏液质，主要成分是多糖。为了最大限度地保存石斛的黏液质，往往将新鲜的铁皮石斛剪为均匀长度的短茎，进而烘焙，边加热边扭成螺旋形或弹簧状，商品规格叫作"枫斗"。为何称之为"枫斗"？有这样的说法：因为采集石斛多是秋季丰收的季节，"枫"与"丰"同音，成品扭成螺旋状形似斗状，便被称为"铁皮枫斗"。后来，"枫斗"就成了石斛的代名词。加工成"枫斗"的石斛黏液成分固化而稳定，最大限度地保留了药用价值。石斛以黏液质丰富，嚼完口中无渣者为佳。铁皮枫斗表面具斜行的细皱纹，还可见丝状物缠绕，这是它残留的灰白色叶鞘纤维。此外，其质坚实，折断后具青草香气，嚼之味淡，初有黏滑感，久之则有浓厚黏滞感。因铁皮石斛资源近枯竭，价格昂贵，近年来多采用仿野生形式进行种植。

市场上品质好的铁皮石斛每公斤售价达几千元，甚至上万元。为何会如此价高？从以下的两个传说中或许能猜到部分原因。

相传，贞观十五年，文成公主远嫁西藏松赞干布时，唐太宗为其备下丰厚嫁妆，为使公主免受塞外之苦，私下封赏铁皮枫斗五升，以滋养玉体，强身健体，足见铁皮石斛的尊贵。

据史料记载，中国历史上年寿最高的乾隆皇帝独爱用铁皮石斛滋阴养生，炖汤、喝茶必用铁皮石斛。在他 80 岁寿宴上，曾用铁皮石斛炖汤宴请 2000 多名百岁老人，希望他们更加长寿。

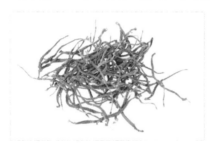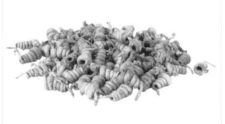

霍山米斛

实际上，铁皮石斛不是石斛中最为名贵的，最为名贵的是产于安徽省霍山县的霍山石斛（*Dendrobium huoshanense* C.Z.Tang et S.J.Cheng）。南朝陶弘景在《名医别录》记载"石斛生六安山谷水旁石上……"。六安位于安徽西北的大别山，即安徽省霍山县。清代赵学敏在《本草纲目拾遗》中称"霍石斛出江南霍山，形似钗斛细小，色黄形曲不直有成毬（球）者，彼土人以代茶茗，云极解暑醒脾，止渴利水，益人力气……"霍山石斛由于生长环境苛刻，产量稀少，属于国家一级保护植物，是石斛中的极品，难怪会列于"九大仙草"之首。因为整个植物的茎长只有 3～9 厘米，每个茎节很短很小，像米粒，故有"霍山米斛"之称。由于其个头比普通石斛小很多，无需剪成小段，而是将整个植物茎直接加工成枫斗。展柜里陈列的霍山米斛，由于一头粗，一头细，茎基部保留部分须根，与茎梢分别翘出，形如昂起的龙头和翘起的凤尾，这就是霍山米斛的标志性特征——"龙头凤尾"。

石斛始载于《神农本草经》，被列为上品，曰"治伤中，除痹、下气，补五脏虚痨、羸瘦、强阴。久服厚肠胃，轻身，延年，长肌肉，逐皮肤邪热，痱气，定志除惊……"中医认为，石斛属于补阴药，具有益胃生津、滋阴清热的作用。可用于热病津伤，口干烦渴，胃阴不足，病后虚热不退，阴虚火旺，骨蒸劳热，目暗不明，筋骨痿软等症。

现代研究证明，石斛具有滋阴润肺、养胃生津、清热明目、补五脏虚劳的功效。在恶性肿瘤的辅助治疗及慢性胃炎、糖尿病、慢性咽炎、久病体虚免疫功能低下、眼科疾病的治疗与保健等方面都有广泛的应用。含有石斛的中成药有石斛夜光丸、复方清咽宁、脉络宁注射液、金嗓子喉宝、补益石斛丸等。

日常生活中，常选用铁皮石斛保健养生。

代茶饮：取 2～3 粒铁皮石斛，温水浸泡半小时后再用文火煮半小时（也可加入西洋参 1～2 克同煮），代茶饮，最后连汤带渣吃掉即可。常服此饮可滋阴养精，护肝利胆，健脾养胃，滋养肌肤，延年益寿。

清肺生津汤：鲜铁皮石斛 15 克，鲜梨 50 克，核桃仁 15 克，花生米 15 克，鸭肉 200 克。先将鲜石斛放入砂锅中，加水煮半小时，再将其余食材一并放入，大火煮沸，再用文火炖 1 小时即可服用。可清肺祛痰、健脾利水。

安眠汤：鲜铁皮石斛 12 克，生百合 20 克，菊花 12 克，童子鸡 120 克，制法同上。可调补心肾，安神助眠。

最后提醒大家，石斛的药用价值虽然很高，保健功能很强，但它并不能完全替代药物治疗某些疾病，治疗疾病还需专业医生的指导。

（韩玉）

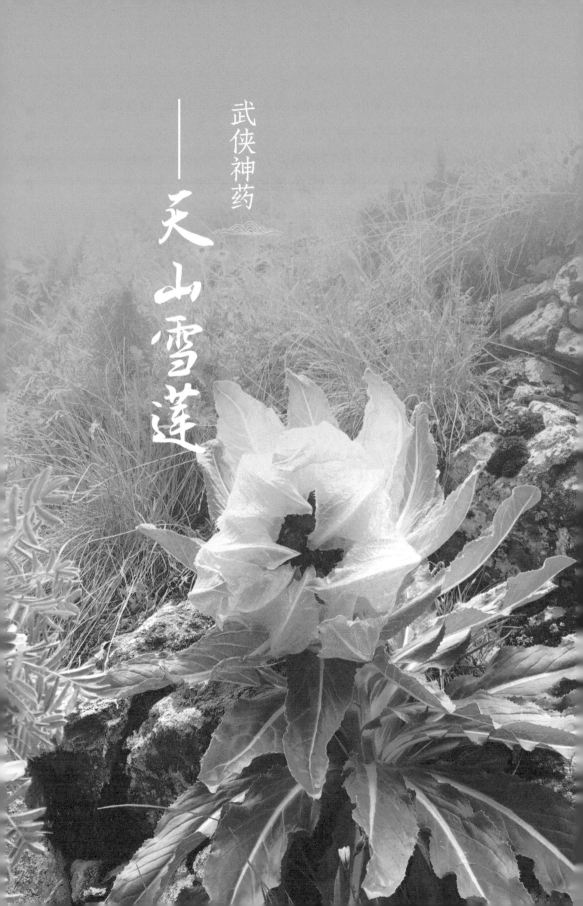

武侠神药

——

天山雪莲

天山是我国西北边疆的一条大山脉，连绵几千里，把广阔的新疆分为南北两半。天山之上，皑皑白雪，万古长存，天山之下，丝绸古道，穿越千年。天山是传说中天地异宝所存之地，奇花异草自是不少，天山雪莲就是天山山脉特有的珍奇名贵中草药。在武侠小说中，天山雪莲更是神药一样的存在，它能解百毒，使练武之人功力大增，还能起死回生，可谓神乎其神！那它真的有这么神奇吗？让我们来一一揭秘吧！

天山雪莲［*Saussurea involucrata*（Kar. et Kir.）Sch. –Bip.］是菊科风毛菊属多年生草本植物，北京中医药大学中医药博物馆有一份野生的天山雪莲全草标本，这是2000年新疆医科大学校长买买提·牙生教授捐赠的。乍一看，它平平无奇，茎叶干枯，植株矮小，而实际上它确实有神奇之处。

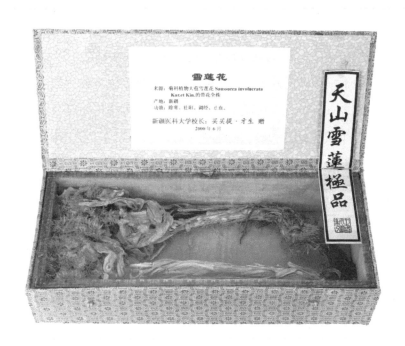

全貌

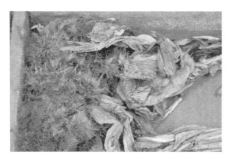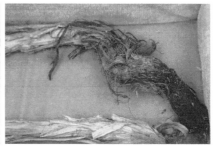

局部

野生天山雪莲花标本

　　神奇之一在于它的生长环境。天山雪莲生长在天山山脉海拔2500～5800米以上的高山上，尤其是海拔4000米以上（雪线，终年积雪地带）的悬崖峭壁和冰渍岩缝之中。这里气候奇寒、空气稀薄，寒风凛冽，但它的种子却能在0℃发芽，幼苗能经受–21℃的严寒，地下部分可以忍受–30℃的低温，花朵可在–5℃的寒风中傲然开放，能生长在如此恶劣环境中的植物是少之又少。

　　雪莲能够忍受如此的低温环境与它的生理特性是密不可分的。首先，它的地下根茎异常发达粗壮，可深入岩缝吸收水分和养分；整个植株长得不高，只有10～30厘米，出地即长叶，可抵抗狂风袭击；茎的基部还有纤维状的枯叶包裹，既加强了根茎的牢固性，又可抵御严寒；茎叶上密生白色绵毛，宛如绵球，起到很好的防寒作用；头状花序外面有苞叶包裹，可抵御高山强烈的紫外线辐射，保护生殖器官免受伤害；果实长着羽状冠毛，形似蒲公英，可随风飘扬以增加其繁殖概率。这些特点保证着它能够在严寒、贫瘠的高山上生长繁殖。但雪莲的生长非常缓慢，一年内只有不到两个月的生长期，从种子发芽到开花结果，需要5～8年时间，可谓仙药，是可遇不可求的。

　　神奇之二在于它的形态之美。雪莲，顾名思义，雪中莲花。"雪"代表了它的生长环境，环雪而生，如雪不化；"莲"体现了它的外观形态，正如《本草纲目拾遗》所载："大寒之地，积雪春夏不散，雪中有草，类荷花，独茎亭亭，雪间可爱。"雪莲是菊科植物，有一个硕大的紫红色头状花序，外面包裹着十余片黄绿色的大苞片，鲜花盛开时，这些苞片薄如蝉翼，如大朵莲花，清新脱俗，而且还能散发浓烈的清香气味。金庸先生对雪莲的赞美毫不掩饰，曾在《书剑恩仇录》中写道"海碗般大的奇花，花瓣碧绿，四周都是积雪，白中映碧，加上夕阳金光映照，娇艳华美，奇丽万状……"2001年，金庸和棋圣聂卫平又一同前往天山种植雪莲，在将一株人工培植的雪莲苗栽到了天山海拔约1800米的雪莲沟后，他提笔写道："天山雪莲，人间绝艳，疗伤健身，花中之仙。"

雪莲生于极寒之地却能抵御外界阴寒之气，这也成就了它神奇的药用价值，这便是雪莲的第三神奇之处。《本草纲目拾遗》记载："性大热，能补阴益阳，老人阳绝者，浸酒服，能令八十者皆有子。性大热，治一切寒症。此物产自极冷之地，乃阴极阳生故也。"独特的生长环境决定了它的性味归经，其性温，味甘苦，入肝、脾肾经。天山雪莲的功效紧紧围绕着"温"字，也就是说它有着很强的温热作用，可以温肾壮阳、温经散寒、祛风除湿。常用于治疗风寒湿痹痛、小腹冷痛、月经不调等。

同时，天山雪莲也是维吾尔族的习用药。维吾尔语称其为"塔格依力斯"，意为"雪山花王"。哈萨克族人也常用天山雪莲入药，称为"霍加雀普"，意为"百草之王""药中极品"。居住在天山脚下的哈萨克族人常年与冰封悬崖为伴，却很少有人关节疼痛，这与雪莲密切相关。他们常冒生命危险攀摘雪莲，并且将其加入秘方服用。现代研究表明，雪莲含有黄酮、黄酮醇、香豆素、甾体、木质素等成分，这些化合物具有抗风湿、镇痛、调节心血管系统、终止妊娠、消除自由基、抗辐射、增强机体免疫力等药理作用，这也进一步佐证了雪莲的突出功效。

由于生长环境特异，得之不易，加上确有奇效，故而天山雪莲显得稀奇名贵。但近年来野生雪莲数量日益减少，一是由于全球气候变暖，导致天山山脉积雪面积不断减少，适宜雪莲生长的区域也不断缩小，20世纪五六十年代在海拔1800米左右的地方还可以采到雪莲，而现在3000米雪线之下根本找不到雪莲的踪迹，全疆资源蕴藏量锐减4/5，花头直径由30厘米下降到10厘米左右。二是由于雪莲的滥用使价格高涨，如旅游业广泛打造雪莲概念，推出雪莲菜肴、雪莲药酒、雪莲护肤品等产品，这些产品以开花期或者现蕾期的野生雪莲为主，每年乌鲁木齐地区大约有300万朵雪莲花进入流通市场，直接刺激自然资源的掠夺性采挖和收购，造成毁灭性的破坏。1999年《国家重点保护野生植物名录》将野生的天山雪莲列入国家二级保护植物，明令禁止采挖野生雪莲。然而，由于雪莲生长区域地广人稀，很难监控，因此，每年夏季都有不法分子前来乱采乱挖，如今野生的天山雪莲已是濒危状态。

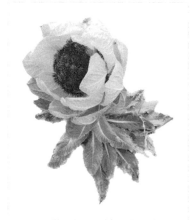
天山雪莲（栽培）植物

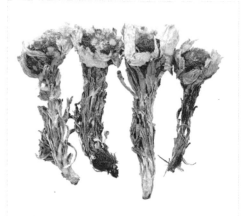
天山雪莲（栽培）标本

　　值得欣慰的是，为保证天山雪莲的可持续利用，2003年新疆天山西部林业局巩留林场建立了新疆天山雪莲保护培育基地，有达近千亩的原生地保护，也建立了人工培育基地。人工种植的雪莲成活率高达95%，生长周期也缩短了1～2年，同时质量与野生的并无差别，有效成分黄酮含量甚至比野生雪莲还高。目前人工种植雪莲成为市场的主流品种，在天山脚下几十块钱甚至十几块钱就可以买到一株天山雪莲。昔日珍奇名贵的雪莲已不再神秘，飞入到寻常百姓家里，但物种的濒危、资源的匮乏依然需要大家引起警觉，让我们共同守护这一塞外仙姝吧！

（冯林敏）

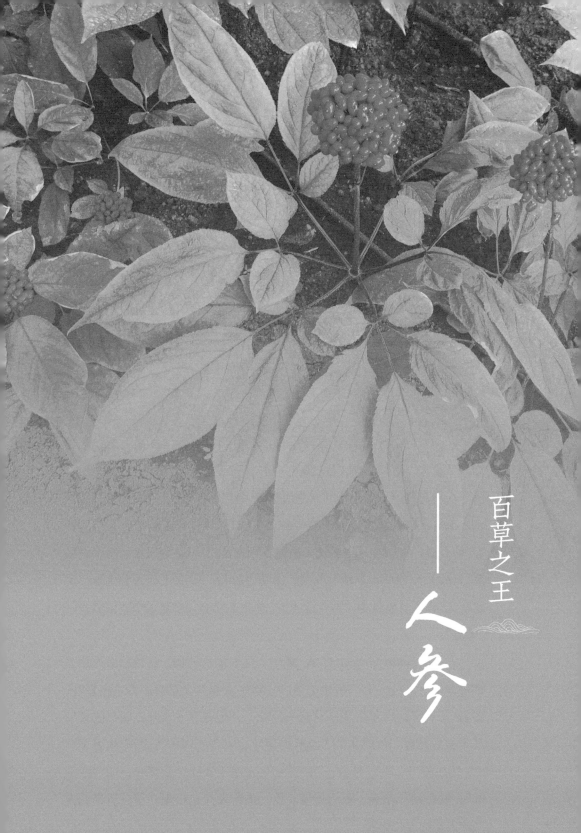

百草之王

——人参

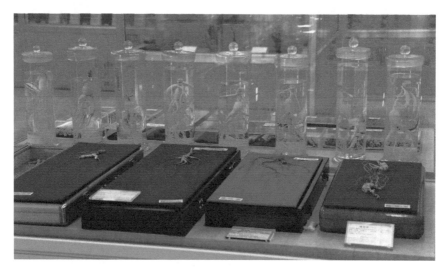

人参专柜

人参是闻名中外、老幼皆知的名贵中药材，有"百草之王"的美称，与鹿茸、貂皮组成闻名遐迩的"东北三宝"。

人参在我国有数千年的应用历史，因其状如人形，功参天地，故得名人参。在医药史上，人参被当作上上佳品，《神农本草经》记载人参"主补五脏，安精神，定魂魄……久服轻身延年"，认为人参"得地之精灵"，故又有神草、王精、地精、土精等称号。满族人把人参称作"奥尔厚达"，意思就是为"百草之王"。东北人则给人参起了个大俗名——"棒槌"。

人参（*Panax ginseng* C. A. Mey.）是五加科植物，其植物形态相当神奇，地上部分只有一单生的茎。一年生人参茎上只有一片三出复叶，俗名"三花"；二年生茎仍只有一片叶子，但是具5小叶，叫"巴掌"；三年生者具有二片对生的5小叶的复叶，叫"二甲子"；四年生者增至3片轮生复叶，叫"灯台子"；五年生者增至4片轮生复叶，叫"四匹叶"；以后逐年增多，最后增至6枚。采参人往往根据叶子数目来判定栽培人参的生长年限。

人参的分类

中药综合展厅陈列有人参专柜，根据人参的生长环境，将人参分为园参和山参两大类。

园参是人工栽培种植的人参，生长发育比较快，3～4年开花结籽，栽培5～6年收获。采收后可加工为生晒参、红参、大力参、糖参等。一般入药的都是园参，吉林抚松、集安和辽宁宽甸是主要的种植地区。

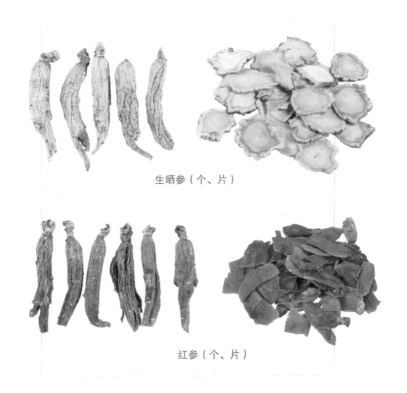

生晒参（个、片）

红参（个、片）

山参包含野山参、林下参、移山参、池底参等。纯正的野山参是指在深山密林中自然分布，自然繁衍，自然生长几十年甚至上百年的人参。野山参强调的是自然，人参种子是靠自然落地或风、雨、鸟、兽等方式自然传播，自然生长，没有任何人为干预的痕迹，方可称为野山参，主要分布在我国东北的长白山脉和朝鲜半岛以及俄罗斯远东地区。其生长发育极其缓慢，6～10年才能开花，60年以上才能长到50克。

由于资源濒临枯竭，产量稀少，有些野生人参可卖到十几万元甚至上百万元。博物馆的这份野山参标本，产自吉林长白山，于1960年征集而得，五形俱全，野性十足，实为珍稀罕见之品。

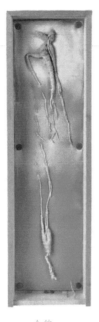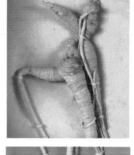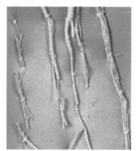

全貌　　　　　　　　　　局部

野山参（长白山）

林下参也称"林下山参""籽海""基地籽""育山参"，指的是人工将人参种子撒播到天然林下，让其在近似野生人参生长的生态环境中，没有任何人为因素干扰的情况下，自然生长15年以上。林下参起源于20世纪六七十年代，大规模发展是在20世纪90年代以后。当前市场上标注为"野山参"的人参商品，大多为"林下参"。林下参的生长环境和野山参的生态环境基本一致，在生长过程中不能人为干扰，除草、松土等农技管理均不能进行，故而其生长发育也非常缓慢。

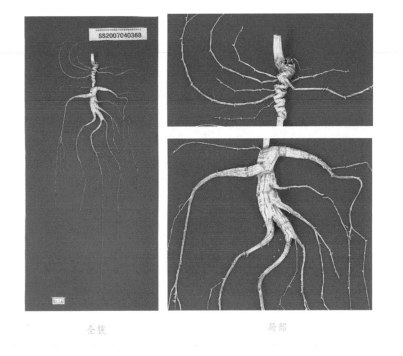

全貌　　　　　　　　　　　　　局部

林下参

　　移山参为移栽在山林中生长 15 年以上，具有野山参的部分特征的人参。但由于人工移栽的干扰，改变了其自然生长的状态，人参的生长速度明显加快，外观性状与野山参不同。博物馆的这份移山参标本"原本"的参体野生特征明显，野性十足，通过移栽，在其芦头顶端长出新的参体，新长出的参体特征与原本参体特征泾渭分明，形成典型的"艼变参"。

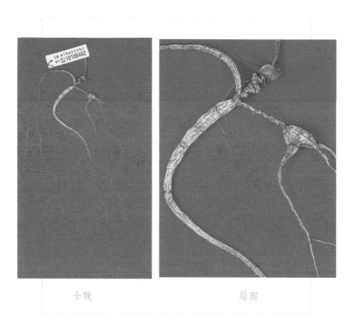

全貌   局部

移山参

池底参为园参采挖后遗留在参池中又生长 10 年以上的人参。

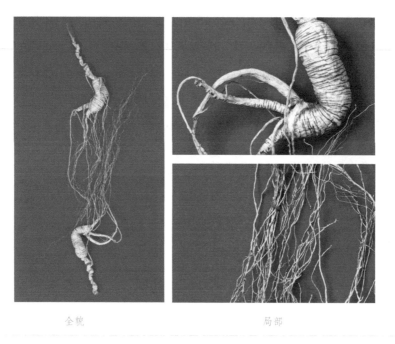

全貌   局部

池底参

在博物馆，您还可以看到一份特别优美的人参标本，行话叫作"趴货"，是参农将人工培育的参苗移栽到林下的池床中生长，中间经过多次移栽，随着移栽的次数增加和生长年限的加长，可长成特大人参，且体型优美，有野山参的外在特征。这份标本是吉林集安花甸镇种植了27年的人参，鲜品重达 1.77 千克，由于移栽时如同园参一样是平卧或斜卧于土壤中，故根系不立体，须条丛生，形如扫帚，平摊桌面散开如扇形，是十分珍贵的中药标本。

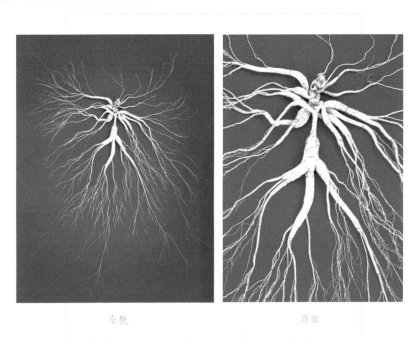

全貌   局部

人参趴货

人参放山文化

在中国，长白山区是人参的主产区。据宋代《太平御览》记载，早在公元 3 世纪中叶，长白山区就已经开始有人采挖人参了，当地的人们把进深山老林寻找、采挖野山参，称为"放山"。经过千百年来历代放山人的实践总结，交流提炼，逐步形成了一整套由专用语言、行为规则、道德操守、挖参技术、各种禁忌、野外生存技能、专用工具器等内容组成的放山人自觉遵守的民间习俗——放山。

　　放山之前，采参人要祭拜山神老把头。老把头是放山人推举的首领，具有丰富的放山经验和野外生存技能。传说山神老把头名叫孙良，是明末清初人，曾与张禄结伴采参，结果不幸丢了性命，曾留下绝命诗为后人指路："家住莱阳本姓孙，翻山过海来挖参，路上丢了好兄弟，找不到兄弟不甘心，三天吃了个蝲蝲蛄，你说伤心不伤心，家中有人来找我，顺着古河往上寻，再有入山迷路者，我当作为引路神。"

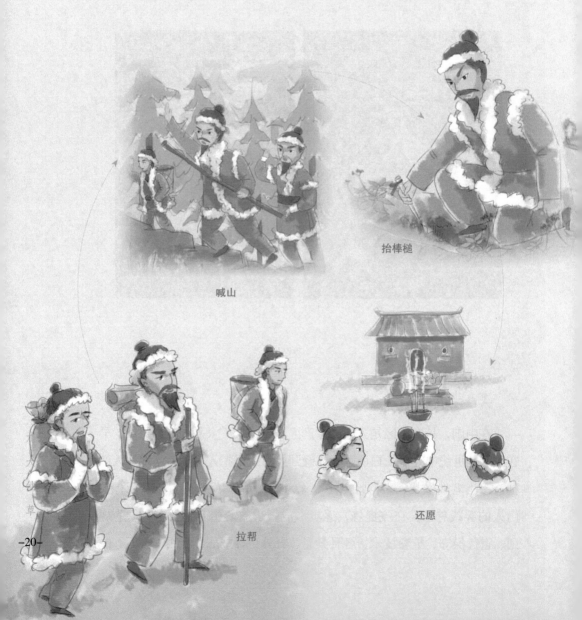

喊山

抬棒槌

拉帮

还愿

采参人在放山过程中，用到的放山工具有索宝棍、棒槌锁、快当签子等。索宝棍可拨草寻参，又可作为拐杖防身。棒槌锁由一根三尺长的红线绳及两端各拴一枚铜钱组成，当发现人参后，一般都由老把头用棒槌锁将人参"锁"住。快当签子是取鹿角顺直的一段，削磨熏制成六寸长的签子，用来挖参。用鹿角做的签子坚硬光滑，不吸水，不霉变，不易划伤人参，是经过长期实践固定下来的专用工具。此外，还有快当锯、快当剪刀、快当铲子，等等。

放山习俗的基本过程包括拉帮、进山、压山、喊山、接山、贺山、抬棒槌、打参包子、砍兆头、下山等。采参人常结队进山，称为"拉帮"。拉帮由把头负责，帮伙大多三人、五人、七人或九人等，忌双数，讲究"去单回双"。放山人视"棒槌"为人，体现了一定能挖到"棒槌"的愿望。压山就是放山人在山林中搜寻人参，分工压山叫"排棍儿"；边走边随手将细树枝折断成直角做记号，以免重复搜寻，称"打拐子"；林密草深，彼此看不见时不许乱喊，要用索宝棍敲击树干来联系，称为"叫棍儿"。发现人参叫"开眼儿"，发现者要大喊"棒槌！"这叫喊山。这时把头要大声问："什么货？"发现人参者需如实回答几匹叶，这叫接山。当发现年限长的人参即"五匹叶"或"六匹叶"时，大伙儿会一齐喊："快当！快当！"这叫贺山。"快当"是满语，表示顺利、吉利、祝贺的意思。随即要采挖人参，称为"抬棒槌"，先用棒槌锁"锁住棒槌"，再挖参。挖参是复杂的细致活儿，先用"快当锯"锯断人参周边的树根，再用"快当签子"仔细除去人参周围的泥土，从人参主茎下面的芦头开始揎着挖，直到人参全部根须露出，任何细小的根须都不能挖断，有时抬一个棒槌需要几天的时间。挖出人参后，要"打参包子"，即揭下一大块新鲜的苔藓，放一些原来的土，将完整的人参包裹在其中，外面再包上一大块的桦树皮，用楸树皮当绳或红线绳捆好。抬出棒槌后，要"砍兆头"，即人参出土处的附近选一棵粗大的红松树做好记号，为以后的放山人提醒。挖到棒槌下山后，要到老把头庙还愿答谢老把头。此外，在挖到棒槌直到下山回到家的整个过程中，任何人不准估计和议论挖到棒槌的重量和价值。卖参的钱，不分老幼，只要参与了放山一律平分。

如今，放山习俗已升华为一种独特的人参文化，列入吉林省非物质文化遗产。

（冯林敏）

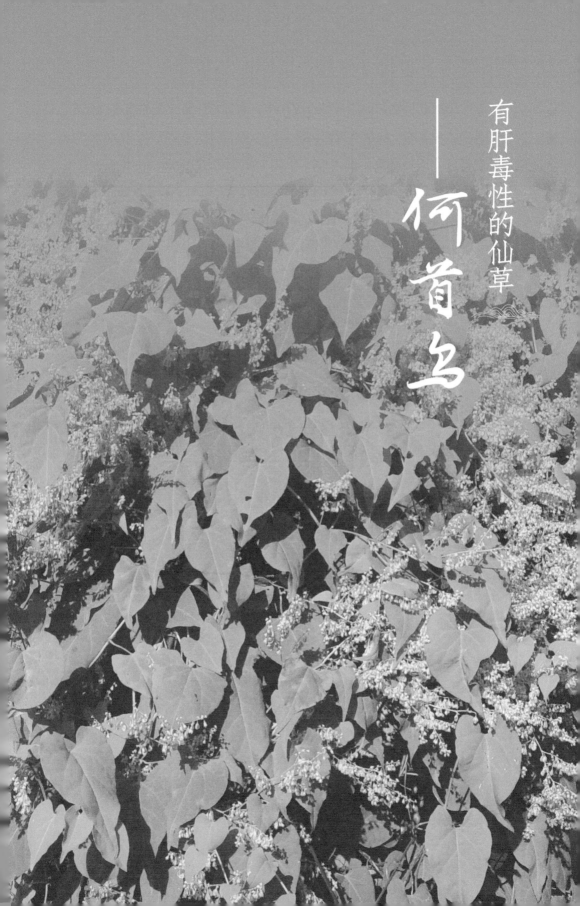

有肝毒性的仙草

——何首乌

　　中医药博物馆的中药综合展厅中，有几份比较大型的何首乌标本。其中，最大的一块呈不规则块状，长约 41 厘米，直径约为 37 厘米，颜色棕红，质地坚实，重达 9.25 千克，为贵州的野生品，生长长达几十年。其余几份标本也均为野生的大型何首乌。每每有游客看到后，都会驻足观看，原来这就是传说中的何首乌！

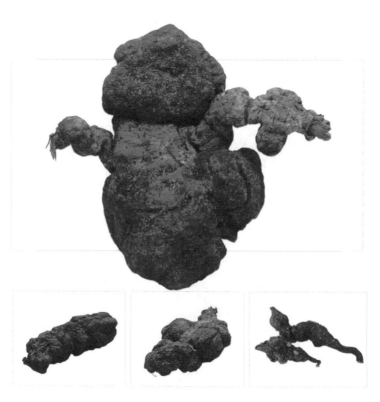

野生何首乌（贵州）

　　关于何首乌的得名，充满了神秘色彩，唐代李翱的《何首乌传》记载了这样一个有趣的传说故事：相传古时候，有一位名叫何田儿的人，他自幼虚弱多病，须发早白，虽然才 50 多岁就已老态龙钟。一天，何老翁在山上发现一株藤本植物，枝蔓一会儿交缠在一起，一会儿又分开，周而复始。惊奇之余，他把这植物的块根挖出来带回家，但没有人认识此物。有位道人听说此事，就对何老翁说："这个块根想必是珍奇之品，你就把它作为补品服用，一定会受益无穷。"何老翁遵照道人所说，服用了这个块根。半个月之后，果然身体比以前硬朗多了。一年之后，奇迹出现了。何老翁不仅身体强健，原来苍白的须发也变得乌黑发亮，还活到了160岁。

何老翁的故事在民间广为流传，由于何老翁服用了此药使白发变黑，返老还童，所以，这种藤本植物的块根便取名为何首乌。或许是因为这神秘的传说，何首乌成了大名鼎鼎的"九大仙草"之一。

将何首乌挖出，洗净，切片或切块，晒干，便是"生首乌"。其表面是红棕色或红褐色，断面浅黄棕色或浅红棕色，显粉性，皮部有4～11个类圆形异型维管束环列，形成"云锦花纹"，这也是鉴别真假何首乌的最大特征。生首乌具有解毒消痈、润肠通便的功效，常用于治疗瘰疬疮痈、风疹瘙痒、肠燥便秘等症。但生首乌是没有补益作用的，还具有较大的肝毒性，临床上已有不少服用生首乌引起肝损伤的报道，建议大家不要随意服用，最好在医生的指导下使用。

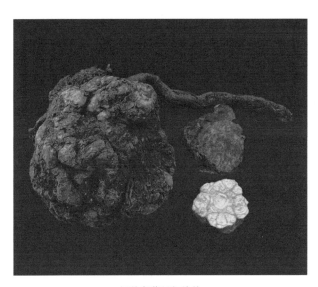

何首乌药材与饮片

实际上，古代医家早就发现生首乌毒性较大，所以发展出了一套炮制何首乌的程序，即明代《本草汇言》所说"制非九次，勿寝其毒；非黑豆勿杀其势"。即将生首乌用黑豆汁拌匀蒸后晒干,叫"制首乌",也就是熟首乌。制首乌表面呈黑褐色或棕褐色,凹凸不平,质坚硬,断面角质样。何首乌炮制后毒性降低或消失,便于临床应用。

何首乌还是"生泻熟补"的典型药物,炮制后的"制首乌"不仅毒性降低,其药性还发生了一定变化,变为了具有补肝肾、益精血、乌须发、强筋骨的补益药。不过,由于其具有肝毒性的原因,即便是有补益作用,用法、用量、用时等都还需要谨慎,特别是本身具有肝病的人群最好不用,或遵医嘱使用。

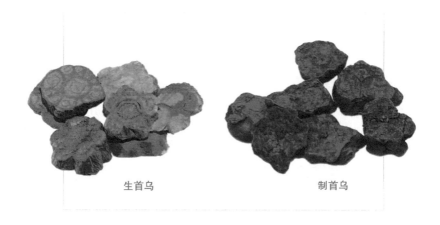

生首乌   制首乌

何首乌在民间被认为可祛病延年、养颜乌发,是令人"长生不老"的"仙药"。相信很多人都还记得小学语文课本中,鲁迅先生的《从百草园到三味书屋》中有这样一句话:"有人说,何首乌根有像人形的,吃了便可以成仙。"读过后许多人都对"人形何首乌"有了遐想。"人形何首乌"的报道也不时出现在各类媒体上。但是要提醒大家,市面上卖的"人形何首乌"大多是假的或人工栽培出来的!

何首乌,是蓼科多年生缠绕藤本植物何首乌(*Polygonum multiflorum* Thunb.)的块根,多成不规则团块状。野生的何首乌在生长过程中遇到石块或其他硬物导致其不能正常生长而出现凹凸不平的现象,其中酷似人形的块根,我们就称之为"人形何首乌"。这种是天然形成的,可以说是稀少罕见，百年不遇。有些人利用人们对"人形何首乌"的好奇，通过各种手段，制造"人形何首乌"来牟取暴利。如用棕榈心或香蕉根雕刻造假，或用薯蓣科植物的块茎如参薯块茎嫁接，再有就是在人形模具中直接培育何首乌。人工栽培的何首乌各部位匀称、饱满，男女性别特征明显，十足是一个人工艺术品，没有实际的应用价值。

最后再提一下故事里说到的"一会儿交缠在一起，一会儿又分开"的枝蔓，也就是何首乌植物的藤茎，它也是一味常用的中药，叫"夜交藤"，这名字是不是很有浪漫色彩？夜交藤具有养血安神、祛风通络之效，可用于治疗心神不宁，失眠多梦，血虚身痛，风湿痹痛以及皮肤痒疹等。不过，夜交藤的肝毒性也是一个不可忽略的问题！

（卢颖　韩玉）

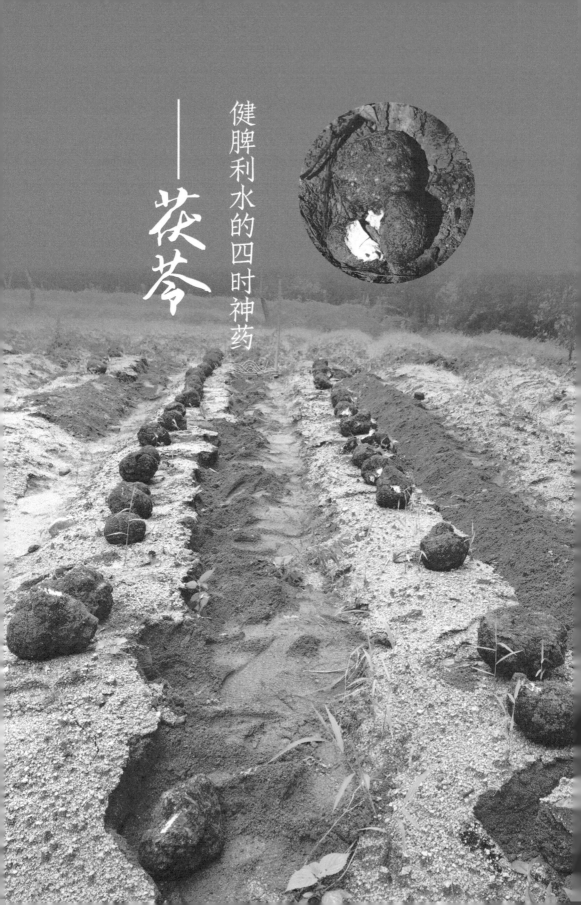

健脾利水的四时神药

——茯苓

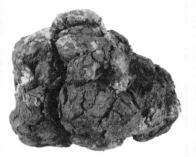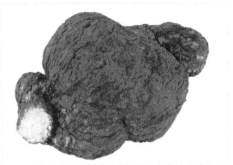

茯苓个

在九大仙草中，茯苓可能是最不起眼、最便宜和最常见的。您看，展柜里的茯苓标本，长相庞大臃肿，大大的坨块状身体包裹在黑褐色的外皮里，断面为白色或带有点粉色，粗糙不平，颗粒性，有的还有裂缝。如此其貌不扬的茯苓，凭什么能成为"九大仙草"之一？茯苓是寄生在松树根上的菌类植物，为多孔菌科真菌茯苓［*Poria cocos* (Schw.) Wolf］的干燥菌核。它有几个别名，如云苓、松苓、茯灵等，都"名"出有因。茯苓有野生，也可栽培，主产于云南、安徽、湖北等地，而产于云南的茯苓质量最好，故有"云苓"之名；因是抱着松根生长的，又被称为"松苓"；因传说它是采松之精灵而结，故又有"茯灵"之称。

茯苓多于 7 ～ 9 月采挖，挖出后除去泥沙，堆置"发汗"后，摊开晾至表面干燥，再"发汗"，反复数次至呈现皱纹、内部水分大部散失后，阴干，称为"茯苓个"，展柜里陈列的就是"茯苓个"。若将鲜茯苓按不同部位切制，阴干，分别称为"茯苓皮（茯苓外皮）""茯苓块（皮内白色菌核，切成块状）""茯苓片（皮内白色菌核，切成片状）""茯神（白色菌核中夹有松根的部分）""茯神木（菌核中间的松根）"。

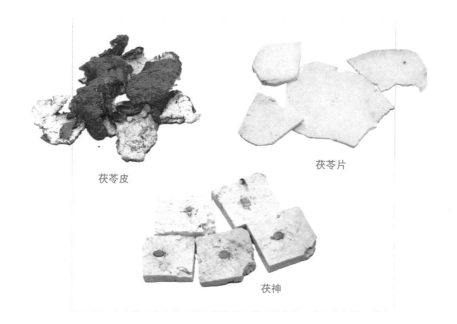

茯苓皮

茯苓片

茯神

茯苓，味甘、淡，性平，归心、肺、脾、肾经，具有利水渗湿、健脾宁心的功效。不同的部位，功效是有差异的。黑褐色的茯苓皮利水消肿的功效强；白色的茯苓块或茯苓片，健脾和胃效果佳；而茯神则长于宁心安神。茯苓药性平和，不伤正气，内至脏腑，外延肌肤，出现水、湿、痰后都可食用，对症不论寒热虚实，不分四季，可与多种药物配伍，发挥其独特功效，古人称之为"四时神药"。正因为茯苓的药性刚柔相济，既有显著的治病保健功效，又不至于药性过猛而对人体有所损伤，所以，茯苓是历代中医方药中，使用频次较多的一味中药，由此而成为"九大仙草"之一也就不足为奇了。

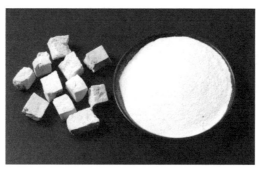

茯苓块与茯苓粉

现代研究表明，茯苓的活性成分主要为茯苓聚糖、三萜类茯苓酸、茯苓素等，具有利尿、免疫调节、抗肝硬化、保护胃肠道、抗炎等药理作用，临床上广泛用于水肿尿少，痰饮眩悸，脾虚食少，便溏泄泻，心神不安，惊悸失眠等症的治疗。

茯苓除了药用，在民间还常作为食品或养生品，可以用来煲粥、炖汤和做饼。其中最知名的莫过于京华风味小吃——茯苓饼。茯苓饼是以茯苓粉和精白面粉（淀粉）做成薄饼，中间夹有用蜂蜜、砂糖熬制的蜜饯及松果碎仁。其形如满月，薄如纸，白如雪，味美甘香，风味独特。茯苓饼之所以如此出名，据说与慈禧太后有关。

相传，有一次慈禧太后得了病，不思饮食。御膳房绞尽脑汁，选来几味健脾开胃的中药，其中一味便是产于云贵一带，有益脾安神、利水渗湿功效的茯苓。厨师将茯苓磨成粉，配以适量上等淀粉摊烙成外皮，再以松仁、桃仁、桂花、蜜糖等为馅，精工细作制成夹心薄饼。刚烤好的茯苓饼香甜酥脆、入口即化，慈禧吃后，很满意，并常以此饼赏赐宫中大臣。因此，茯苓饼身价倍增，成了当时宫廷中的名点。后来这种饼的制法传入民间，成为京华风味小吃。

茯苓，这个朴实无华、简单又不凡的药食两用之品，记载着人间的温情，也见证着中医药的发展。

（卢颖）

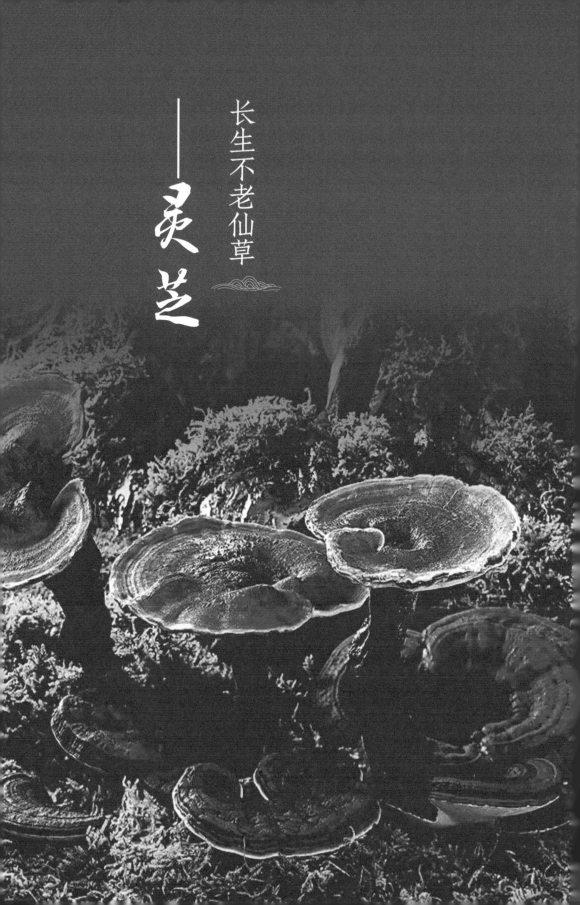

长生不老仙草

——灵芝

对于我国百姓，灵芝可谓是大名鼎鼎、尽人皆知的"百病之药"，被唐代《道藏》列为"九大仙草"之一。"仙草""瑞草"又是它的别称，灵芝的外形像一朵自带"祥瑞"之气的祥云，从它演化出的"祥云"和"如意"形象，在宫殿、桥栏、居室等随处可见，被认为是吉祥的图案，寓意吉祥如意。

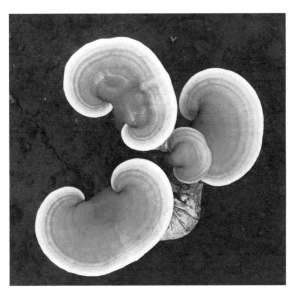

赤芝

同时，灵芝还是一味具有悠久历史的名贵中药材。在古代，灵芝被认为是滋补、强壮、扶正、培本的珍贵药品，而被广为应用。民间广泛流传着众多关于灵芝神奇功效的传说，如嫦娥偷吃王母娘娘赐给后羿的长生不老药灵芝；秦始皇为求长生不老，派徐福率领三千童男童女到东海瀛洲采摘灵芝；在神话故事《白蛇传》中，灵芝被认为是可以起死回生、还魂的仙草，白娘子为救许仙而盗取灵芝……这些世代流传的传说，说明百姓对灵芝祛病养生功效的崇拜与认可。

灵芝入药始载于我国最早的药学专著《神农本草经》，列为上品，曰："赤芝，味苦平。主胸中结，益心气，补中，增慧智，不忘。久食，轻身不老，延年神仙。一名丹芝，生山谷……紫芝，味甘温。主耳聋，利关节，保神，益精气，坚筋骨，好颜色。久服，轻身不老延年。一名木芝。生山谷。"古代本草记载中，灵芝不单单指的是某一种，而是一大类，如《神农本草经》就是按颜色把灵芝分为紫芝、赤芝、青芝、黄芝、白芝、黑芝六类。李时珍以"芝"之名收载于《本草纲目》菜部，称"昔四皓采芝，群仙服食，则芝亦菌属可食者，故移入菜部"。可见，古人所说的灵芝，是一类既可入药又可食用的芝菌类。

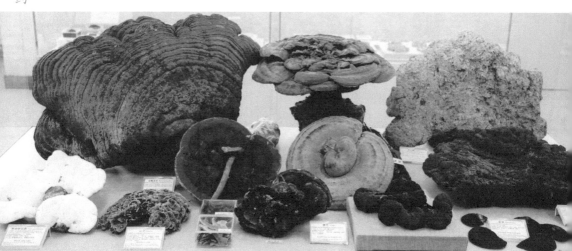

药用真菌专柜

中药综合展厅中设有药用真菌专柜，展示的灵芝标本有多种：有野生灵芝、栽培灵芝；也有紫芝、赤芝；还有树舌、无柄灵芝、松杉灵芝、鹿角灵芝、云芝、紫花芝等。其中，仅紫芝（*Ganoderma sinense* Zhao，Xu et Zhang）和赤芝［*Ganoderma lucidum*（Leyss. ex Fr.）Karst.］是现今《中国药典》收载的灵芝正品来源，为多孔菌科真菌。其他皆来自于其他科属，功效与灵芝有所不同。

赤芝，别名红芝、丹芝、木灵芝，主产于河南、河北、山西、山东等全国大部分地区；紫芝，别名黑芝、玄芝，主产于浙江、江西、福建、湖南、广东、广西等地。两者多生于阔叶或针叶树倒木或伐桩上，均有栽培。紫芝与赤芝在形态上有明显区别：紫芝菌盖表面呈紫褐色、紫黑色或近黑色，赤芝菌盖表面则呈红褐色，淡黄褐色至黄褐色，这也是两者得名缘由。两者菌肉颜色也不一样，紫芝菌肉为褐色至栗褐色，赤芝菌肉为肉色。此二者自古沿用及今，已有2000多年的应用历史，需求与生产也日益扩大。

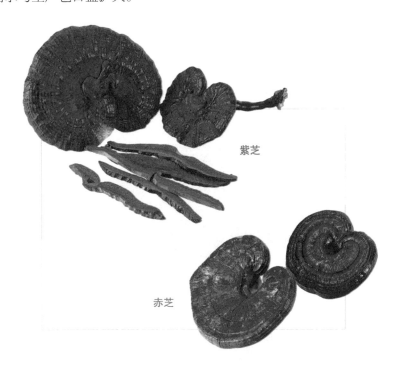

紫芝

赤芝

　　灵芝具有补气安神、止咳平喘的功效。主要用于心神不宁，失眠心悸，肺虚咳喘，虚劳短气，不思饮食。现代药理研究，从灵芝子实体、孢子和菌丝体中分离出300多种活性成分，包括灵芝多糖、三萜、生物碱类、蛋白质等。其中，灵芝多糖、灵芝三萜、灵芝酸等成分是主要活性成分，具有抗肿瘤、调节免疫、降血糖、预防心血管疾病、抗衰老、保肝等诸多药理作用。由此可见，古人认为灵芝能扶正培本、延年益寿是有道理的。

　　灵芝的子实体常切片使用，此外，灵芝孢子粉的应用也很普遍。但灵芝孢子有一层极难被人体消化的由几丁质构成的外壁，需要将这层外壁破掉，孢子粉里面的有效成分才能充分释放出来而被人体吸收利用，功效也会随之提高数倍。灵芝孢子粉的破壁率一般都要求在 95% 以上，现多采用超低温物理碾压的破壁工艺，破壁率可达 99% 以上，且有效成分不被破坏，安全高效。值得注意的是，经过破壁后的灵芝孢子粉如果保存不当，其所含的大量不饱和脂肪酸易发生氧化而引起酸败。破壁灵芝孢子粉的保质期一般为一年或 18 个月，当然这也要根据具体产品的标注及个人储藏条件而定。

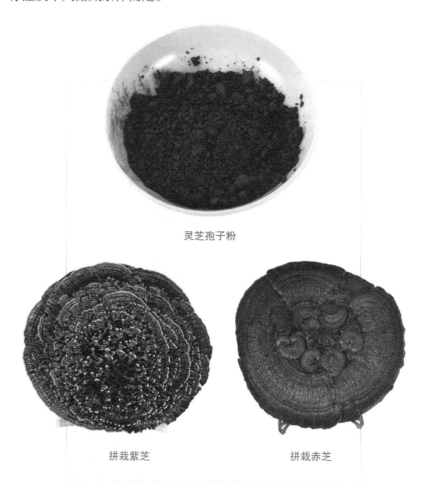

灵芝孢子粉

拼栽紫芝   拼栽赤芝

在博物馆展厅的墙上您还可以看到大型赤芝和紫芝标本，直径达 80 厘米，这是人工拼栽而成的，主要用于观赏。在我国，20 世纪 70 年代人工栽培灵芝已获成功，栽培方式主要有椴木栽培和袋料栽培。现在随着研究的深入及技术的提升，还有大棚栽种、仿野生栽种、富硒品种栽培等，大大提升了栽培灵芝的品质，满足了临床治疗及百姓日常保健的需要。

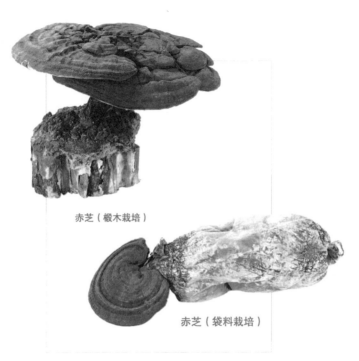

赤芝（椴木栽培）

赤芝（袋料栽培）

对了，在这里想问问大家，灵芝的生长周期有多长？大家这时脑海里会不会闪现"千年灵芝"的念头？其实，栽培的赤芝生长周期很短，从栽培到子实体长出只需20天左右，3个月内就能完成一个生长周期。即使在野生状态下，一年也就长成了。这是由于灵芝是一年生真菌，长成后只会持续木质化，大量的生物活性物质会逐渐降低，所以灵芝并不是越老越好，"千年灵芝"只能是个传说罢了。

（潘激扬）

有机宝石

珍珠

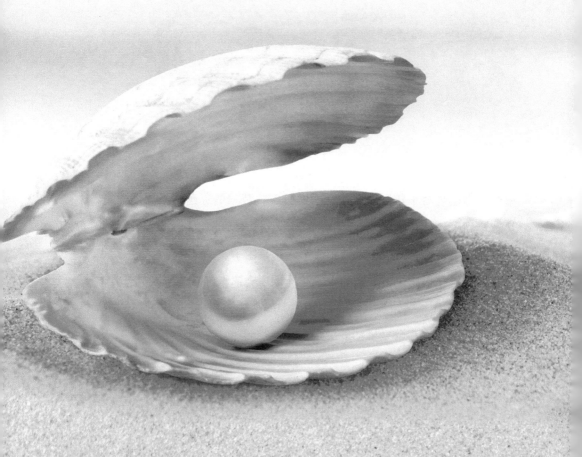

珍珠又名真珠、真珠子、药珠，是一种古老的有机宝石。据地质及考古学家研究，两亿年前，地球上就已经有了珍珠。珍珠主要是一些瓣鳃纲软体动物的产物，它产自平静海湾海底的珍珠贝类及江、河、湖泊等泥沙层里的蚌类。早在2000多年前的《史记·龟策列传》中就明确记载了它的产生："明月之珠，出于江海，藏于蚌中。"

根据珍珠的产出环境，有海水珠、淡水珠之分；根据成因，又可分为天然珍珠和人工养殖珍珠。博物馆中药综合展厅就设有珍珠专柜，在这里我们可以看到海水珍珠、淡水珍珠，既有天然的，也有养殖的。

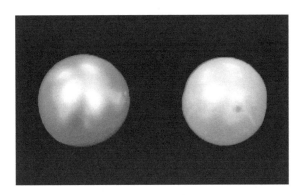

海水天然珍珠

天然珍珠是当珍珠贝或蚌在水中生长时，外来异物进入到其外套膜，外套膜上皮组织急剧裂殖，逐渐包围刺激源（外来异物），形成完整的珍珠囊。以刺激源为中心，外套膜会不断地分泌珍珠质，一层复一层地包围，最终形成天然珍珠。自然条件下的外来异物多为砂砾、寄生虫等，这样形成的是天然有核珍珠。如动物本身外套膜上皮细胞因病态或其他外因刺激而离开原来的位置，再进入组织中也可形成珍珠囊，这样形成的珍珠则是天然无核珍珠。

人工养殖珍珠是根据天然珍珠形成的原理完成的。一种是从育珠蚌外套膜上剪下活的上皮细胞一小片，与用蚌壳制备的人工核一起，植入蚌的外套膜结缔组织中；另一种是将外套膜上皮细胞小片直接植入到另一个蚌的外套膜结缔组织，这样就可形成有核及无核的人工养殖珍珠了。

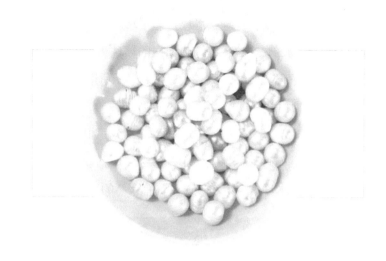

湖珠

《中国药典》明确收载珍珠为珍珠贝科动物马氏珍珠贝 [*Pteria martensii*（Dunker）]、蚌科动物三角帆蚌 [*Hyriopsis cumingii*（Lea）] 或褶纹冠蚌 [*Cristaria plicata*（Leach）] 等双壳类动物受刺激形成的珍珠。其中马氏珍珠贝是海水珍珠，后两者是淡水珍珠，三角帆蚌又是我国主要的淡水育珠蚌。经市场调查，药用珍珠以人工养殖的淡水无核珍珠为主。

珍珠的药用历史悠久，在晋代的《肘后备急方》、唐代的《海药本草》、宋代的《开宝本草》、明代的《本草纲目》、清代的《雷公药性赋》等医学古籍中均对其功效有记载。珍珠性寒清热，入肝经，可清肝明目，消翳，治疗多种眼病，如目赤涩痛、眼生翳膜等，素有"眼科圣药"的美誉，成药"珍珠明目滴眼液"已成为很多家庭的常备药。此外，珍珠还可以安神定惊、解毒生肌，在内科、外科、妇科、儿科、五官科、皮肤科等被广泛应用。有收湿敛疮功效的"复方珍珠散"及安神开窍之功的"二十五味珍珠丸"等，作为中药处方制剂，被《中国药典》收录。

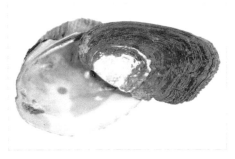
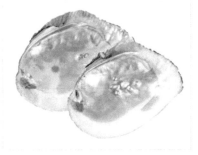

三角帆蚌

珍珠内服，多以珍珠粉入丸散。外用，则有润肤祛斑的功效，广泛用于美容行业，各种以珍珠为原料做成的美容膏、面膜等各种护肤产品非常常见。现代研究表明，珍珠中含有大量的碳酸钙，还含有丙氨酸、甘氨酸、天冬氨酸、亮氨酸等十多种氨基酸，以及铝、铜、铁、镁、锰、钠、锌等多种元素。药理活性研究证明，珍珠有抑制脂褐素和清除自由基作用，对小鼠肉瘤细胞、肺癌细胞有显著的抑制作用，珍珠膏也具有促进创面愈合等作用。

目前，市面上出现了一些仿真珍珠，容易鱼目混珠，在此，教大家一些简单的鉴别方法。

1. 外观形态：真珍珠颜色、形状、大小并不会完全一致，而仿真珍珠因是用模具制成的，所以形状都是精圆，颜色、大小一致。真珍珠用放大镜观察表面，有像沙丘被风吹出的形状（生长纹路），而仿真珍珠表面则非常光滑，无生长纹路。

2. 色彩光泽：真珍珠具有自然的五彩虹光，而仿真珍珠颜色统一，光泽呆板一致，没有晕彩。

3. 摩擦效果：用两颗珍珠互相摩擦，有粗糙、沙涩感的是真珍珠，而相互间打滑的则是假珍珠；用牙咬，真珍珠表面不会留有牙痕，而仿真珍珠一般都会留痕。

4. 弹跳试验：真珍珠具有良好的弹性，珍珠弹性强度依次为：海水珍珠＞淡水珍珠＞仿制珍珠。若从 60 厘米的高度坠落，海水珍珠弹跳高度可达 15 ～ 25 厘米，淡水珍珠可达 5 ～ 10 厘米，而仿制珠的弹跳高度较低。

5. 皮肤触感： 真珍珠触及皮肤有凉爽感，向其哈气，珍珠表面会出现雾状；仿真珍珠触及皮肤则会有温感，比较滑腻。

上述方法，您学会了吗? 购买珍珠时，不妨试试！

珍珠，这个名字在古代波斯梵语中意为 "大海之子"。国际宝石界还将珍珠列为六月生辰的幸运石，及结婚十三和三十周年的纪念石。珍珠还被现代人认为是健康、纯洁、富有和幸福的象征。可见，人们是多么喜爱它！让我们一起感恩大自然的馈赠吧！

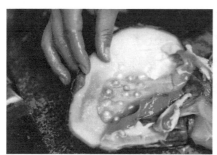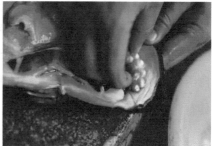

珍珠加工

（潘激扬）

—— 冬虫夏草

冬虫夏草生长环境

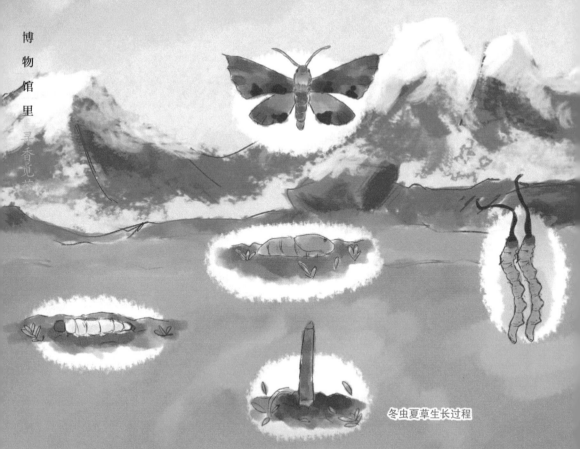

冬虫夏草生长过程

冬虫夏草有"药中黄金"之称，它为何会如此贵重？它到底是虫还是草？它有什么作用？请带着您的疑问，在文中寻找答案吧。

有一种昆虫叫蝙蝠蛾，在全世界范围内都有分布，我国则主要分布在青藏高原。蝙蝠蛾在夏季产卵，卵孵化变为幼虫后会钻到地下，以一些植物的根或根茎为食。刚开始它们钻入地下较深的位置，安静地成长着。4 年之后，感觉自己快要"变身"的幼虫，就会往地上钻！如果顺利的话，它们会变成一只不起眼的飞蛾，继续艰辛地生活着。可它如果被冬虫夏草菌盯上了的话，那就倒霉了！

冬虫夏草菌（简称"虫草菌"）是一种真菌，真菌是以散发孢子进行繁殖，但虫草菌的孢子需要寄生到蝙蝠蛾幼虫的身体中才能生长，否则就会慢慢死去。虫草菌的孢子随风散落到地面上，遇到雨水会随雨水渗入到地下或附着在植物的根上。生长在地下的蝙蝠蛾幼虫，一旦遇到或吃到虫草菌的孢子，便会惹祸上身。这些虫草菌孢子会立刻侵入蝙蝠蛾幼虫体内，以吸收虫体内的有机物质为生，同时不断长出菌丝。蝙蝠蛾的幼虫也会感觉到自己身体的变化，它们非常着急与难受，便拼命地往地上钻。但这一切都是徒劳的！它们的身体被虫草菌一点一点地蚕食，最后只剩下保持虫体的外壳（皮囊），体内早被虫草菌的菌丝占满，并形成菌核。此时的蝙蝠蛾幼虫也差不多快要钻出土壤层了，但已失去了生命。寒冷的冬天到来，一切都回归宁静。

　　冬去春来，虫草菌苏醒过来，会从蝙蝠蛾幼虫的头顶钻出来，伸出土壤外。伸出土壤外的实际是虫草菌的子座，呈棒球杆状，但往往被误认为是一棵小草，由此而得"冬虫夏草"之名。虫草菌子座上的孢子囊群成熟后又会向周围释放出孢子，孢子又会去寻找新的蝙蝠蛾幼虫，又将形成一个新的轮回。这就是冬虫夏草的生长过程，由此我们知道，冬虫夏草实际是冬虫夏草菌寄生在蝙蝠蛾幼虫上的子座及幼虫尸体的干燥复合体。

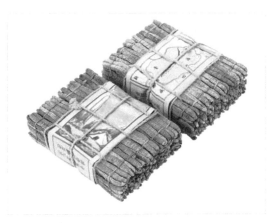

把虫草（20 世纪六七十年代的商品规格）

　　从冬虫夏草的整个生长过程我们就能看出其生长的不易，加之又生长在青藏高原上，资源十分匮乏。俗话说，物以稀为贵，所以，冬虫夏草自古以来价格就比其他药物贵，尤其是现在，人们对冬虫夏草的功效应用了解更深后，需求量大增，价如黄金也就不足为奇了！

冬虫夏草是名贵中药，上可补肺气，下可益肾精，主要用于肾虚精亏、阳痿遗精，腰膝酸痛，久咳虚喘，劳嗽咯血。现代药理研究表明，冬虫夏草是一种非常有效的免疫增强剂，可迅速产生抗体，促进 T 淋巴细胞的转化和巨噬细胞的吞噬功能，对因肾上腺功能低下、细胞免疫和体液免疫低下所导致的疾病，如抗感染功能低下、心血管和自身免疫疾病、肿瘤发病率增高等，均有明显的预防和治疗作用。同时，冬虫夏草还有很好的抗菌作用，对结核杆菌、链球菌、葡萄球菌、肺炎球菌等都有较强的抑制作用。此外，大量的临床研究也表明，冬虫夏草对弥漫性肺泡炎和肺泡结构紊乱导致的肺间质纤维化具有很好的辅助治疗及稳定作用，在治疗急、慢性肾衰竭方面也具有较好疗效。现代的研究结果均验证了古籍文献中所记载的冬虫夏草具有补益肺肾的功效。

由于冬虫夏草资源较为匮乏，价格高居不下，所以市场上会出现冬虫夏草的混淆品和伪品。博物馆的冬虫夏草专柜里陈列有不同商品规格、不同等级以及不同年代收集的冬虫夏草，此外，还陈列有凉山虫草、亚香棒虫草、蛹虫草等混淆品，以及用面粉和胶水以模型制作出来的伪品。

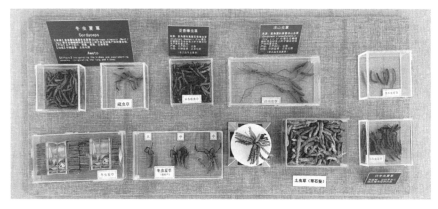

冬虫夏草专柜

现将冬虫夏草的主要鉴别要点列出，供大家参考。

1. 看颜色：正品的冬虫夏草分成"虫"和"草"两部分，虫和草长度应差别不大。"虫"体表面呈深黄色到浅黄棕色，颈部有一个颜色突变，颜色较浅。"草"的部分即子座，则呈现枯树枝的颜色，色泽较深。

2. 看外形：正品的冬虫夏草"虫"背部会有环纹，三窄一宽很有规律地分布。腹面有足 8 对，中部的 4 对非常明显。子座自虫体头部生出，上部稍膨大。

3. 看断面：正品的冬虫夏草掰断后，断面中间有一个类似"V"形的黑芯，有些也可能是一个黑点。这黑芯其实就是虫的消化线。

4. 闻气味：正品的冬虫夏草稍带有干燥腐烂虫体的腥臊味和掺杂有草菇的香气。

大家购买时还要注意虫草的商品规格及等级。我国的冬虫夏草主要产自西藏、青海和四川，青海产的质量最好。此外，市场上一般会按每千克条数的多少把虫草分为若干个等级。条数越少，个头就越大，质量越上乘，价格也就越贵。一级的虫草是每千克 ≤ 1500 条，二级是每千克 1500 ～ 2000 条，三级是每千克 2000 ～ 2500 条，以此类推，每个级别相差 500 条。

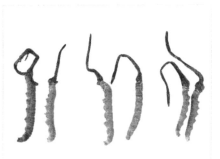
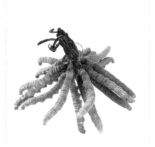

不同等级的冬虫夏草（青海产）　　　　冬虫夏草Ⅰ级

虫草最简单最有效的食用方法，就是研粉吞服。当然，也可以泡酒、煲汤、炖煮等。同样要提醒大家，冬虫夏草虽有诸多功效，也需对证使用。未成年人、孕妇及哺乳期妇女不宜使用，湿热体质、实证患者以及阴虚火旺者也不宜使用。

（卢颖）

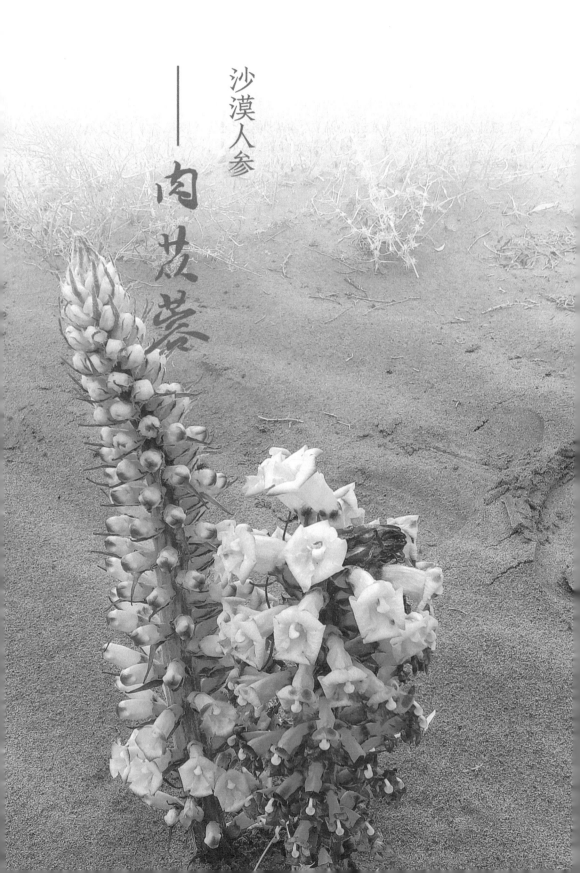

沙漠人参

——

肉苁蓉

　　肉苁蓉是中华"九大仙草"之一，始载于《神农本草经》中，被列为"上品"之药。同时，也是历代补肾壮阳处方中使用频度最高的中药材，主要生长在我国西部地区，素有"沙漠人参"之称。

　　由于其特殊的生长环境和生长方式，在古代非常难得。肉苁蓉从外形上分为地上部分和地下部分，且大部分地下生，可深达 1～2 米。地下部分为肉质鳞茎，肥厚饱满，叶呈鳞片状三角形，多数紧密排列呈螺旋状。地上部分茎短，鳞叶稀疏，向上为穗状花序，花萼钟状，边缘常稍外卷，淡黄白色或淡紫色。肉苁蓉为多年生草本植物，常寄生在梭梭树上。以古人的认识，肉苁蓉无根无叶，南朝齐梁间著名医药学家陶弘景认为其在"多马处便有之，言是野马精落地所生"，此说增加了肉苁蓉贵重神秘之感。

　　其后的医家对肉苁蓉有了更多认识，如五代《日华子本草》中记载"采访人方知勃落树下，并土堑上，此即非马交之处"，"勃落树下"与今肉苁蓉寄生在梭梭树下生境一致。《蜀本草》称"出肃州禄福县沙中，三月四月掘根……皮如松子鳞甲，根长尺余"，肃州为今甘肃酒泉，可知肉苁蓉长在西北干旱的沙漠地带，也因此肉苁蓉被冠以"沙漠人参"之美称。

　　古时肉苁蓉就非常难得，常有用锁阳（与肉苁蓉同为列当科寄生草本植物）代之入药的。伪品更是多，同科植物草苁蓉、盐生肉苁蓉常被用于冒充，更有芭蕉根、鸡冠花梗、金莲根充伪者。因肉苁蓉真品珍贵，所以被视为"九大仙草"之一。西北地区一直广泛流传着"肉苁蓉是天神派神马赐给成吉思汗的神物"的传说故事。

　　肉苁蓉"真者状如鲮鲤甲，尾鲮细薄而肉肥柔，味甘咸而气芬郁，切之则煤而有纹，咀之则化而无淬"（宋《宝庆本草折衷》）。其新鲜时为黄白色，肉质肥厚甘美，可以作为食品佳肴来用。早在魏晋时期，《本草经集注》就记载："生时似肉，以作羊肉羹，补虚乏极佳，亦可生吃。"宋《本草图经》也记载："西人多用作食品，瞰之，刮去鳞甲，以酒净洗，去墨汁，薄切，合山芋、羊肉作羹，极美好益人，食之甚服补药。"可见在古代，肉苁蓉是非常好的补益食品，甚至比补药还有效。2020 年 1 月 2 日，国家卫生健康委员会、国家市场监督管理总局发布《关于对党参等 9 种物质开展按照传统既是食品又是中药材的物质管理试点工作的通知》，肉苁蓉位列其中，这说明肉苁蓉也迈进了"药食两用"行列。

肉苁蓉的功效不容忽视，其味甘能补，甘温助阳，质润滋养，是补肾阳、益精血的要药，是历代补肾壮阳处方中使用频度最高的中药材。得名与其功效密不可分，《本草纲目》记载"此物补而不峻，故有从容之号"。《本草汇言》补充说："此乃平补之剂，温而不热，补而不峻，暖而不燥，滑而不泄，故有苁蓉之名。"

肉苁蓉还有两个异名，即"大芸""寸芸"。中药材行业的从业人员和肉苁蓉主产地的当地人更熟悉这两个异名，但在古代的本草著作中却未见记载为什么叫作"大芸"。经一些专家调研考证，以前山西是全国药材的集散地之一，在内蒙古收购药材的人多数是山西人，山西人的口音叫"苁蓉"，音为"cunying"。由于过去繁体字"蓯蓉"比较难写，而从事药材生意的很多人文化程度又不高，就在包药材的麻包或草纸包上按山西口音写上与之谐音的简化字"寸云"。但是苁蓉以大为好，又改称"大寸云"或"大云"。肉苁蓉是草本中药材，有点文化的人觉得用"云"不合适，应该用"芸"，于是又出现了"大芸"和"寸芸"。说的人多了，这两个错别字的名称就变成了肉苁蓉的异名，久而久之，这也成为中药文化特殊的一部分。

1963 年至 2005 年版《中国药典》均以肉苁蓉（*Cistanche deserticola* Y. C. Ma）为中药肉苁蓉的正品基原。2010 年版增加了管花肉苁蓉 [*Cistanche tubulosa*（Schrenk）Wight] 共同作为正品使用。而管花肉苁蓉为近代产品，非古代所用品种。肉苁蓉商品按产地有内蒙肉苁蓉与新疆肉苁蓉之分，其寄生的植物决定了资源的分布。内蒙肉苁蓉，即肉苁蓉（*C. deserticola* Y. C. Ma），主要分布在内蒙古巴彦淖尔盟乌拉特后旗、杭锦后旗、磴口、吉兰泰、阿拉善盟、阿拉善左旗、阿拉善右旗等地，寄生植物为藜科植物梭梭、白梭梭等。新疆肉苁蓉即管花肉苁蓉，为新疆地区的特有品种，主产于民丰、皮山、于田、且末、和田、阿克苏等地，寄生植物为柽柳科植物柽柳等。以内蒙古产者品质最优，有"道地药材"之称。

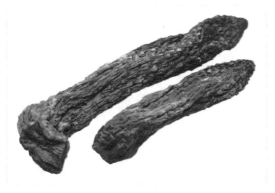

管花肉苁蓉

中医药博物馆陈列的肉苁蓉展品多份，既有肉苁蓉和管花肉苁蓉，也有饮片及炮制品（酒肉苁蓉片）。

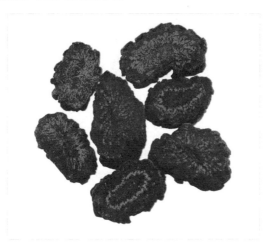

肉苁蓉片

其中比较贵重的是七份产自内蒙古巴彦淖尔的野生肉苁蓉标本，最

长的一支达 181 厘米，直径为 5.5 厘米，重达 2.6 千克，是市场上为数
不多的大型肉苁蓉标本，极其罕见。

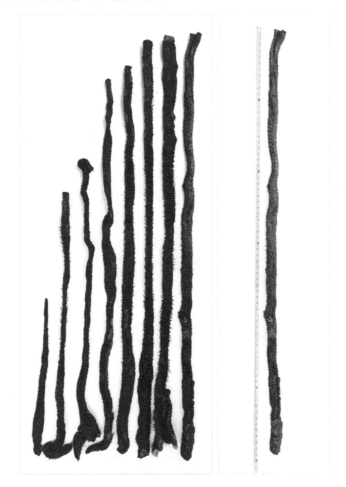

肉苁蓉（野生）

肉苁蓉药材呈扁圆柱形，质硬，微有柔性，不易折断，断面的淡
棕色维管束排列成波状环纹；管花肉苁蓉呈类纺锤形，质硬，断面的点
状维管束散生，不呈波状环列。在药材市场，肉苁蓉俗称"软大芸"或
"软苁蓉"，管花肉苁蓉俗称"硬大芸"或"硬苁蓉"，这是区分两者的
主要鉴别点。

"沙漠人参"肉苁蓉以独特的生长环境和补益的功效及药食两用的

价值被历代医家所认识，更成为道家养生仙草之一。清代赵瑾叔在《本草诗》中特为肉苁蓉赋诗一首：

> 黑司命是肉苁蓉，未取河西那得逢。
> 调作肥羊羹甚美，遗来野马沥偏浓。
> 痿服阳事精能益，痛止阴门带不凶。
> 大至斤余宜酒洗，假充须识嫩稍松。

（冯林敏）

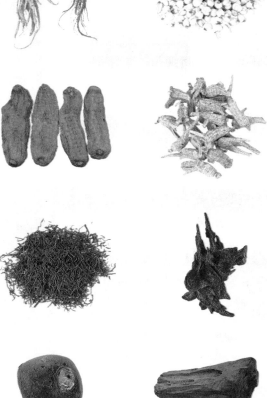

贵细之药

贵细中药材，又称为贵细料、细料、名贵药材、贵重药材等，多指资源稀缺，价格昂贵，需精细保管，在中药处方里又特别重要、难以替代的药材。随着民众养生保健需求的增长和生活水平的提高，在国内中药材流通中，贵细中药因疗效好，地位日益突显，并占据较大的市场份额。

贵细中药没有确定的品名范围，在 1981 年国务院颁发的《关于加强市场管理打击投机倒把和走私活动的指示》中明确"贵重药材"品种有 33 种，如麝香、牛黄、人参、三七、黄连、贝母、鹿茸、冬虫夏草、天麻、珍珠等。但时过境迁，贵细中药的含义和品种已发生变化，西洋参、铁皮石斛、降香等因市场需求旺盛也列入贵细药。这些贵细中药，中医药博物馆均有展出。本章选取其中八味，讲述它们各自的珍贵之处。

这八味贵细中药分别是：传教士按图索骥终发现，漂洋过海来中国的"西洋参"；止血不留瘀，活血不伤正的金疮要药"三七"；与蜜环菌共生，神仙播种，凡人采挖的"天生之麻"；怀中抱月、立而不倒的天府之宝"川贝"；仅柱头入药的红色金子"西红花"；黑似铁、红似血的进口血竭"麒麟竭"；四大名香之首，大名鼎鼎的"沉香"；最后一味是近年来资源加速枯竭、价格大幅上涨的药香至宝"降香"。

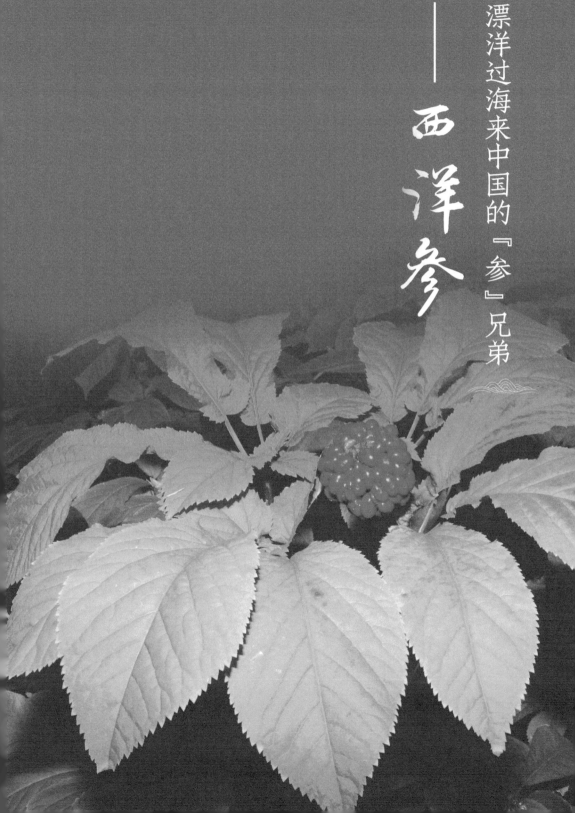

漂洋过海来中国的『参』兄弟

——西洋参

无论是植物、药材、饮片，还是功效，西洋参与人参都十分相似，若没有专业人员的指导，普通人一般是不易区分的。它们为何会如此相似呢？那是因为西洋参与人参在植物分类学上是同科同属的"同胞兄弟"，均来自五加科人参属，只是不同种而已。不过，这对兄弟住得有点远，人参主要生长在亚洲，而西洋参则生长在北美洲。远在北美的西洋参是如何漂洋过海到中国"认亲"的呢？又为何成为中医师常用的中药？这与中国大量使用人参密切相关，下面就来就讲一下其中的缘由吧。

人参是五加科植物人参（*Panax ginseng* C. A. Mey.）的根及根茎，在中国最早的药学专著《神农本草经》中就有记载，并列为上品，曰："主补五脏，安精神，定魂魄，止惊悸，除邪气，明目，开心益智。久服，轻身延年。"由于人参在大补元气、复脉固脱等方面有着不可替代的功效，被历代医家称为"百草之王"。千百年来，人们对人参的崇拜与探索从未停止过，明代李时珍在《本草纲目》中载人参可治"男女一切虚证"，更是让人参名声大噪。清代时国人对人参的狂热有增无减，每年都会有数万人到东北长白山采挖人参。

1708 年，法国耶稣会传教士杜德美（Petrus Jartoux，1668 — 1720）受清朝廷之命绘制中国地图。他去东北考察时，见到当地人采挖人参，便依照人参形态绘制了一张人参植物图。1711 年 4 月，杜德美给负责中国教区的教会会长写信，信中详细介绍了人参的药用价值、外观形态、生长习性、产地信息、采集方法等，并附上他绘制的人参图，同时推测在地理环境相似的西半球也可能有人参的生长。后来，此信分别刊载在《耶稣会士通信集》与《哲学汇刊》上，引起了欧洲人的极大兴趣。

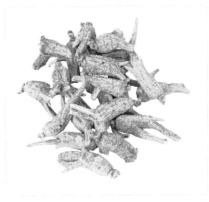 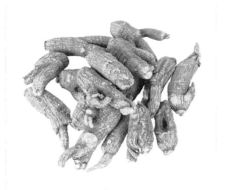

西洋参（进口）　　　　　　　　　　西洋参（国产）

1716年，在加拿大魁北克传教的法国耶稣会传教士拉菲托（Joseph Francois Lafitau）读到了杜德美的文章，他在印地安人的帮助下，按图搜寻，在大西洋沿岸蒙特利尔森林中找到了与中国人参长得非常相似的植物。经法国巴黎植物学家鉴定，该植物与人参同科同属但不同种，最终被瑞典植物学家林耐定名为 *Panax quinquefolium* L.，随后在美国北方多个州也陆续发现了这种植物，并被称为"美洲人参"。那么，美洲人参被发现后，它又是如何漂洋过海来到中国成了一个外来的中药呢？

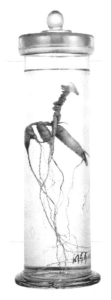

西洋参（野生）浸渍标本

人参主要生长在长白山区，而长白山是大清始祖的发祥地，康熙帝为表示对其先祖发祥地的尊敬，曾下令禁止在长白山地区砍伐森林，不准动一草一木，违者轻则充军，重则处死。与此同时，严禁私采人参，实行发放"参票"采参，由此导致人参出现了供应紧张问题。在此历史背景下，先后有朝鲜高丽参和日本的东洋参陆续销售到中国。而头脑灵活的法国商人得到此消息后开始在加拿大大量收购美洲人参。1718年，一家法国皮货公司第一次把美洲人参出口到中国广州，从此，打开了西洋参在中国的输送历程，美洲人参也很快被我国民众所接受。因来自大洋彼岸，最初以"西洋人参"为名收载于清代的《本草从新》，后人又简称为"西洋参"。

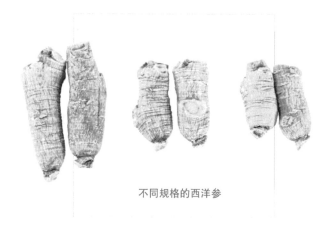

不同规格的西洋参

注：短枝，左：一级；中：二级；右：三级

西洋参虽与人参是同胞兄弟，但毕竟不是同种植物，所以药用功效还是有所差异的。人参药性偏温，故人参补气，偏于助阳；西洋参药性偏凉，所以西洋参补气，偏于养阴。人参补气之力胜于西洋参，而西洋参清热生津之力又高于人参。身体素质偏于虚寒的，患有气虚证时，应选用人参；阴虚体质的人，患有气虚证时，最好选用西洋参。

西洋参在20世纪90年代在中国已经引种成功，现已发展形成了东北、华北、西北三大产区，对西洋参的需求已不需要全部依赖进口。因此，西洋参的商品规格根据产地而分，有进口西洋参和国产西洋参之分，进口西洋参主要来自美国和加拿大，而产于美国的西洋参，又被称为"花旗参"。西洋参的商品规格还可以根据根形长度分为疙瘩参（圆粒参）、短枝参、长枝参等。疙瘩参一般比较短，且长度与直径相近。长度小于5厘米的西洋参为短枝参，长度大于5厘米的为长枝参。各个规格中又可根据根的粗细和重量划分为一级、二级、三级等不同等级。不同等级标准的西洋参，决定着不同的价格，大家可按需选购。

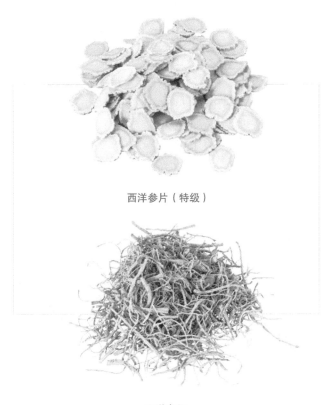

西洋参片（特级）

西洋参须

（卢颖）

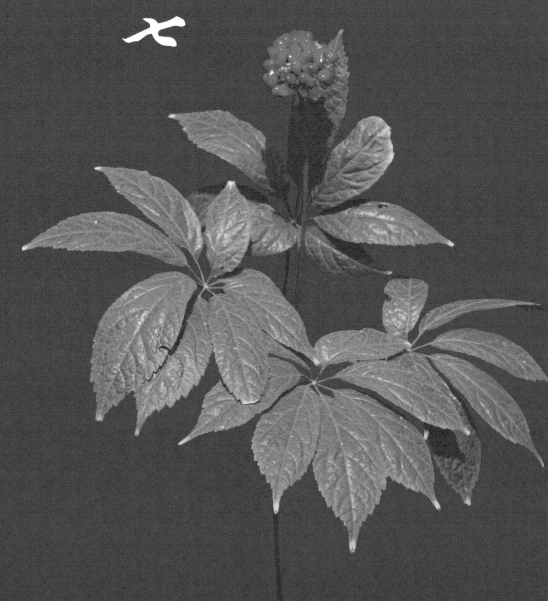

金疮要药

—— 三七

三七是近几年比较"火"的中药，中老年人服三七粉，用来预防心脑血管疾病的发生；日常生活中的跌打损伤，喷云南白药气雾剂可消肿定痛，其主要成分就是三七。日常生活中还会用云南白药牙膏来预防牙龈出血。

那三七到底是什么药材呢？我们来看这份标本，这是三七地下完整的部分（全三七），它是五加科植物三七［*Panax notoginseng*（Burk.）F. H. Chen］的地下部分——根和根茎。去掉须根后的主根是主要入药部位，可以称之为"头子"。三七是以每斤含有多少个主根来划分等级的，比如一等20头，就是说每500克有20个以内三七的主根。主根生长年数越长，个头越大，数字就越小，等级就越高，价格也就越高。

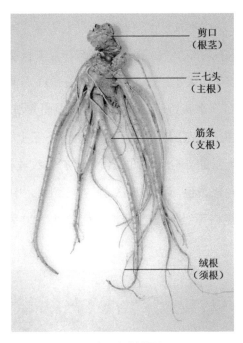

剪口（根茎）
三七头（主根）
筋条（支根）
绒根（须根）

全三七（鲜品）

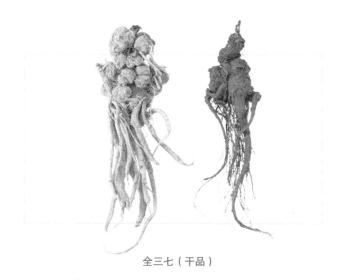

全三七（干品）

依照中医药管理局、卫生部制定的药材商品规格，三七分两个规格（冬三七和春三七），各有 13 个等级。"春三七"与"冬三七"之分，主要取决于三七的采挖时机。"春三七"，传统在夏末秋初开花前采挖，而现今栽培多在秋末冬初采挖，即 7 月摘去花蕾，11 月前后采挖。由于尚未结籽，养分充足，个头饱满，质地坚实，表面光滑，质量好。在 12 月至翌年 1 月，种子成熟后采挖的三七称为"冬三七"，由于经历了开花结籽，消耗了大量的养分，表面灰黄色，有皱纹或抽沟（拉槽），不饱满，质量相对较轻，色泽与质地次于"春三七"。中药综合展厅三七专柜陈列有不同规格等级的三七标本，有 12 头、20 头、30 头、50 头、60 头等。

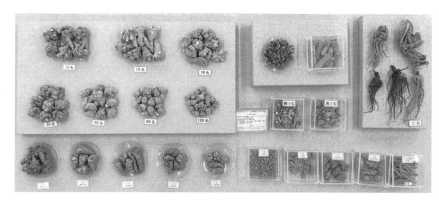

三七专柜

三七的主根可以用"铜皮铁骨狮子头"来形象比喻，表面为灰黄色形如铜皮，质地坚实如铁骨，狮子头则是指三七表面的瘤状突起，这是鉴别三七的主要特征。三七的其他部位也可以入药，支根习称"筋条"，须根称为"绒根"，根茎习称"剪口"。为扩大药用资源，三七花、三七茎叶现在也可入药。

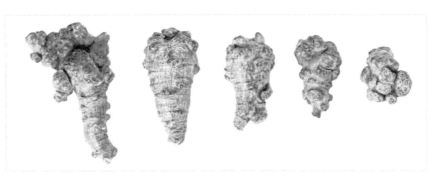

不同规格的三七头子

三七跟人参、西洋参是同科同属的植物，地上部分十分相似，但西洋参是外来的，下面我们就来比较一下三七与人参。

三七与人参都是地下根茎和根入药，但两者的生长区域是不同的，俗话说"北人参，南三七"，人参长在东北，三七却长在西南，功效也因此不同，人参是大补元气之药，三七的主要功效则是既能止血又能活血，具有双向调节作用。三七性温入血分，可以活血化瘀、消肿定痛，凡是跌打损伤，筋伤骨折，瘀血肿痛，三七是首选药。同时三七止血效果显著，对人体内体外出血，比如咳血、衄血（鼻出血）、外伤出血，都可应用，有"止血不留瘀，活血不伤正"的特点。

正因为如此，三七在古代被称为"金疮要药"，李时珍说刀伤、箭伤、跌打、杖打如果血出不止，将三七嚼烂敷在伤口或者研为粉末内服，血立即止住，青肿隔夜就散，能治疗一切血病。李时珍也把三七叫作"山漆"，意思就是伤科用药三七犹如油漆一样能黏附于伤口，疗效显著。但自古三七就是贵重中药，有"价比黄金"之说，所以又称为"伤科金不换"。

三七的名字由来也十分有意思。

一是与植物形态有关。三七地上部分茎直立，光滑无毛，掌状复叶，具长柄，每片复叶多为七个小叶片，又多为三片复叶轮生茎顶，即所谓的"三茎七叶"。

二是与三七的生长年限有关。古人认为其播种后三年至七年采挖，"必种后三年始成药，七年乃完气"。现在看也是有道理的，若仅种植两年，药用成分积累不够，药效差，达不到治病效果。实际生产以三年为主，若种植四年以上，种植成本数倍增加，虫害等灾害风险极大。

三是与产地有关。三七的原产地和集散地是广西的"田州"，即现在的广西百色、田阳、田东等地，所以叫田三七或者田七。后来逐渐向西迁移到云南文山自治州，20世纪50年代开始文山已成为三七的主产区，98%的三七种植在云南。

四是与三七的生长环境有关。比如"三成透光，七成蔽阴""三分潮湿七分干燥""三成收获，七分损失"等。

可见，三七的名称不仅是文字符号，也承载着悠久的中国传统文化。

三七从明代时期《本草纲目》才开始收录入药，真正的药用历史仅有300多年，但现在已成为我国中药材资源研究开发最深入、研究程度最深的药材品种，也是我国成分清楚、疗效明确的中药材品种，同时是中药材单方制剂最大市场规模的品种。以三七为原料的中成药品种多达300种，比如驰名中外的云南白药、漳州片仔癀，都是以三七为主要原料。三七贵为"止血之神药，理血之妙品"真是名不虚传，实至名归！

（冯林敏）

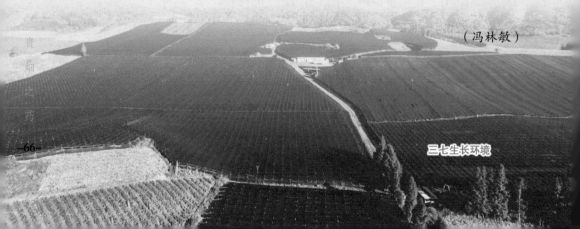

三七生长环境

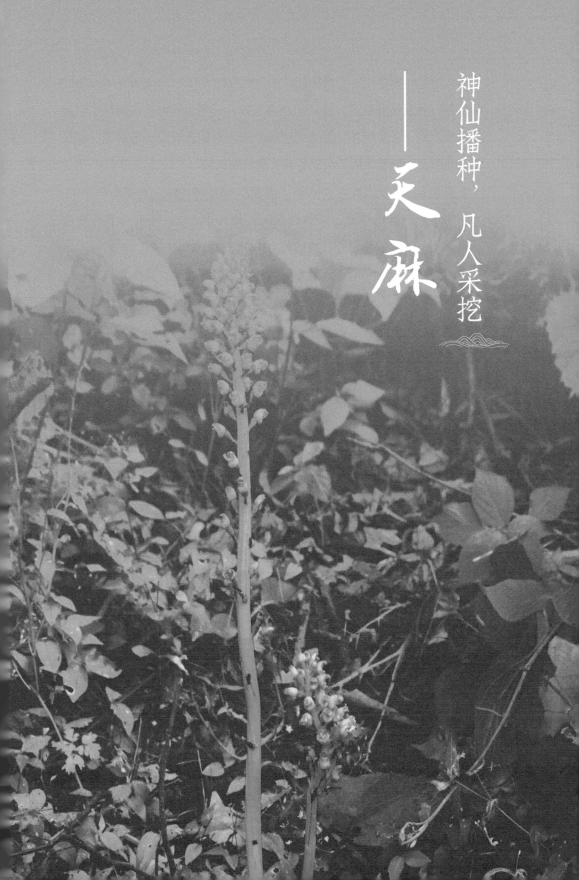

神仙播种，凡人采挖

——天麻

天麻是一味常用的名贵中药，是兰科植物天麻（*Gastrodia elata* Bl.）的块茎，具有平肝息风，祛风止痛之功效，可用于肝阳上亢或风痰引起的头痛眩晕、手足麻木、抽搐或中风初起、癫痫、破伤风等病症。在日常保健中，天麻常被用于治疗各种头痛与偏头痛。

植物天麻常被人称为"神箭""赤箭"，为什么会有这样的称呼呢?

相传，在远古时期，炎帝神农氏为解民生之忧，不辞劳苦，踏遍三山五岳，尝尽千草百卉，挑选可食、可药用之物。一日，他只顾攀山寻觅，不小心脚下一滑，跌倒在地。当他慢慢爬起时，猛然发现，眼前的绿色草丛中，有一株独特的草。这株草与众不同！别的草都是绿茎绿叶，唯独它为赤褐色，圆圆的茎杆单一直立，茎杆上一片绿叶都没有，酷似箭杆插在地里。这种草，他从未见过。神农氏觉得奇怪，便伸手将其拔起，没想到一下子竟然拽出一堆淡黄褐色的块茎来。他将块茎拣起来，洗干净，用水煮了吃。吃后，神农氏惊奇地发现，这块茎不仅好吃，还能使人神清气爽，消除眩晕。随即，他又给一些病人试用，发现它果然有平肝息风的独特功效。神农氏想：这一定是天上射下来的，是神仙的神箭遗留物，就叫它"神箭"吧！从此，这种草便起名为神箭，又因为它的茎杆是赤褐色，也被人们称为"赤箭"。

天麻在民间曾一度被认为是神物，明代著名的医药学家李时珍亦将天麻说成："此物天赐，为仙人行迹失掉缠足之麻……"天麻为何会有如此神秘而传奇的色彩，这与它的植物形态和生长特性有关。

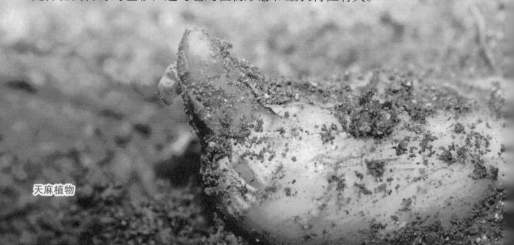
天麻植物

天麻多生长于腐殖质较多而湿润的林下。天麻只有茎，没有绿叶，也没有根。茎分地下的根状块茎和地上茎。地上茎平时很难见到，只有在天麻快要成熟时才会冒出，呈黄褐色，单一、直立，圆柱形，高30～150厘米，下部疏生数枚膜质鞘。地下块茎肉质肥厚，呈长椭圆形、卵状长椭圆形或哑铃形，常平卧；有均匀的环节，节上轮生多数三角状广卵形的膜质鳞片。总状花序顶生，花的颜色随种类而异，有橙黄色、蓝绿色、青绿色及米黄色等。蒴果为长圆形或倒卵形，浅红色。种子多而极小，呈粉末状。花期6～7月，果期7～8月。

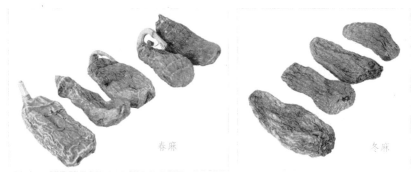

春麻　　　　　　　　　　冬麻

野生天麻

天麻既没有绿色的叶子，也没有根，无法进行光合作用，又不能直接吸收和制造营养，那它靠什么来维持生命呢？它需要一种真菌，这种真菌叫蜜环菌。蜜环菌多生长在森林中树干的基部或倒伏的树干上，当正在生长的蜜环菌菌索触及到正处于休眠或萌发阶段的天麻后，便会侵入到天麻体中。而天麻体内有同化消解蜜环菌菌丝体的能力，入侵的菌丝体被消解同化，成为天麻生长的营养物质。随着天麻的生长发育，在抽茎开花或种麻生出子麻后，原麻体会逐渐衰老，失去溶解蜜环菌的能力，这时蜜环菌居于优势，在天麻体内大量繁殖，吸取其营养，原麻体反而变成了蜜环菌的营养源，最后块茎中空腐烂。这就是天麻与蜜环菌的共生关系。如果没有蜜环菌，天麻是无法生长的。

天麻的种子极其微小，它的萌发需要真菌提供营养，古人不知其理，故有"天麻、天麻，天生之麻。神仙播种，凡人采挖"的趣说。

现在天麻多人工栽培，以块茎作为种麻进行无性繁殖。栽培环境既要适宜天麻，也要适宜蜜环菌的生长。我国的四川、云南、贵州以及东北、华北各地均有栽培，其中以云南的昭通天麻最为知名。

将天麻的块茎采挖后洗净，蒸透，低温干燥，便成为药材。鉴别药材天麻有一个口诀："上有鹦哥嘴，下有肚脐眼，表面点轮纹，断了松香面。"通过博物馆展柜中的天麻展品，我们可以看到，天麻的块茎一般呈长椭圆形或长卵形，稍扁，顶端有红棕色芽苞（俗称"鹦哥嘴"）或残留茎痕；末端有自母麻脱落后形成的圆脐形疤痕（俗称"肚脐眼"）；块茎表面有潜伏芽排列而成的多轮横环纹（俗称"点轮纹"）；天麻加工需要蒸透，干燥后，折断，断面呈黄白色至淡棕色，平坦，质地角质样，半透明，很像松香的断面。新鲜的天麻往往还带有尿骚味。

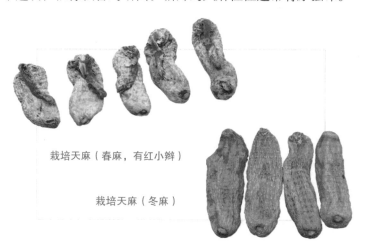

栽培天麻（春麻，有红小辫）

栽培天麻（冬麻）

现代研究表明，天麻含有天麻苷（天麻素）、天麻多糖、维生素 A、苷类、生物碱、香荚兰醇、香荚兰醛、琥珀酸、β–谷甾醇、黏液质等成分，具有镇痛、镇静、抗惊厥、降低血压、明目增智等药理作用，临床上对高血压、动脉硬化、耳源性眩晕和痰浊中阻所致的头痛、眩晕有独特疗效。此外，有药理研究表明，天麻素可减轻老年痴呆症患者的神经元损伤，抑制中枢神经系统凋亡和减缓衰老进程，对老年痴呆症患者起到防治作用。

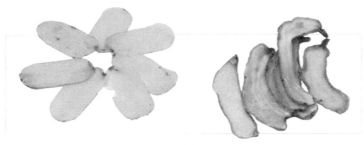

天麻片

如今，天麻除药用外，在保健方面需求量很大，天麻药膳倍受消费者青睐，因此天麻已成为中外佳宾馈赠亲友的时尚保健珍品。

下面就为大家介绍几款以天麻为主的药膳。

1.天麻煮鸡蛋：天麻片30克，鸡蛋3个，水1000克。先将天麻片放锅内加水煮30分钟，然后打入鸡蛋，煮熟后，适当调味即可食用。对头痛、眩晕患者有效。

2.鲜天麻蒸猪肉：鲜天麻100克，猪瘦肉1000克。鲜天麻洗净切片，猪瘦肉洗净，切成5厘米见方的块，一同放在碗中，上笼屉蒸1小时左右，即可食用。对梅尼埃病有缓解作用。

3.天麻炖鸡：天麻片100克，人参20克，枸杞30克，香菇50克，老母鸡1只。天麻、人参、枸杞、香菇洗净水发，老母鸡宰杀去内脏，洗净。将天麻、人参、枸杞、香菇一同装入鸡腹内，置入高压锅，炖熟后，食鸡肉、天麻、人参、枸杞，喝汤。具有平肝息风、大补元气、滋补肝肾、强身健体、抗严寒等作用。同样，也可与鸭、鹌鹑等同炖。

4.天麻炖鱼头：胖头鱼鱼头1个，天麻25克，大枣5枚。将鱼头洗净擦干水，大枣、姜、天麻放在鱼头内。将鱼头放入锅内，加入开水及黄酒，中火炖40分钟，食用时可放精盐和胡椒粉。具有补脑益智，强身健体的功效。适合有神经衰弱、记忆力下降、耳鸣头晕、肢体麻木痹痛等症状的人群。

（卢颖）

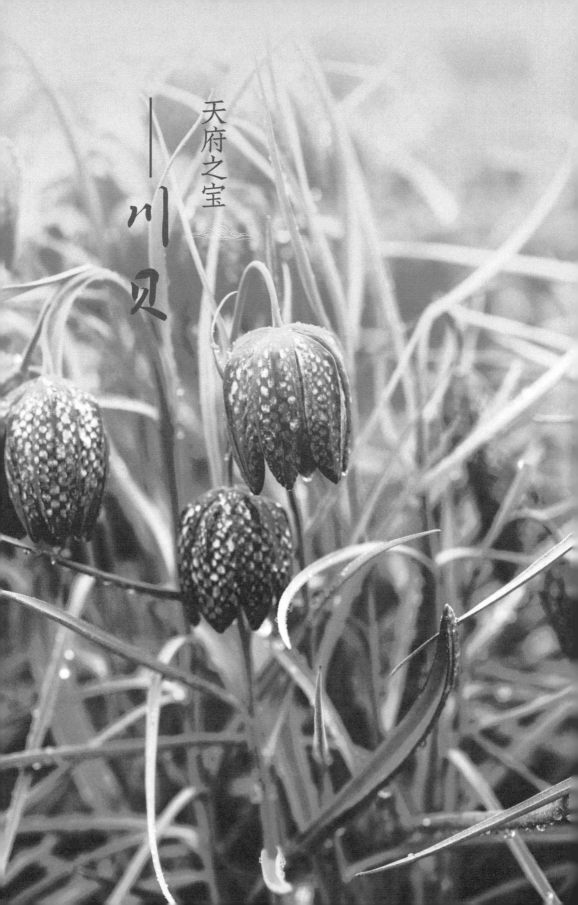

天府之宝

川贝

川贝，想必大家都不陌生。家里有人咳嗽，特别是小儿，多半儿会有人向您推荐一个食疗方——川贝炖雪梨，或者是中成药——川贝枇杷露（膏、糖浆）、川贝止咳露、川贝雪梨膏等。无论是食疗方还是中成药，其中的主角都是川贝。

川贝的药典名是川贝母，据 2020 年版《中国药典》记载，川贝母的植物来源有多种，有百合科植物川贝母（*Fritillaria cirrhosa* D. Don）、暗紫贝母（*F. unibracreata* Hsiao et K. C. Hsia）、甘肃贝母（*F. przewalskii* Maxim.）和梭砂贝母（*F. delavayi* Franch.）、太白贝母（*F. taipaiensis* P. Y. Li）或瓦布贝母［*F. unibracteata* Hsiao et K. C. Hsia var. *wabuensis*（S. Y. Tang et S. C. Yue）Z. D. Liu，S. Wang et S. C. Chen］。它们的干燥鳞茎，均统称为川贝母（简称川贝），主产于四川，但云南、西藏、青海、甘肃等地也有生长。其中，川贝母、暗紫贝母、甘肃贝母以及梭砂贝母为野生，瓦布贝母和太白贝母为栽培。

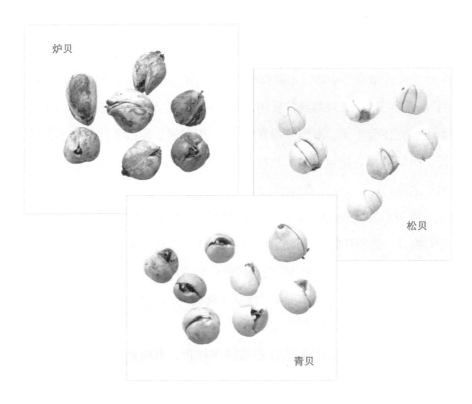

炉贝

松贝

青贝

过去，川贝都是以野生品为主。植物川贝母、暗紫贝母、甘肃贝母的物种生态环境一致，生长于海拔 3000～4500 米的山坡草丛或阴湿的小灌木丛中，地理分布有重叠交叉，所以，在同时有这 3 个物种分布的地区，它们是混在一起采挖和出售的。由于生长期及发育成熟度不同，川贝会有大小之分。来源于植物川贝母、暗紫贝母、甘肃贝母的鳞茎，根据其药材大小及外观性状，有松贝或青贝的商品规格。

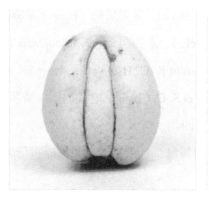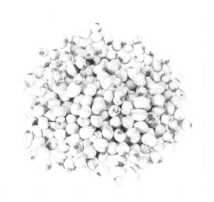

松贝

松贝，为小的鳞茎，呈类圆锥形或近球形，外层有 2 片鳞叶，一大一小，大片紧抱着小片，未被抱合的小片部分呈新月形，习称"怀中抱月"。鳞茎顶部，2 片鳞叶紧紧闭合，不开裂。底部平，微凹入，置于桌面上能立住而不倒，形似"观音坐莲"。因其过去集散于四川松潘县附近，所以被称为松贝。又因其粒小，如豆如珠，故又有"珍珠贝""米贝"之称。

青贝，为大一点的鳞茎，呈类扁球形。外层的 2 片鳞叶大小相近，相对抱合，顶部开裂，内有心芽和小鳞叶 2～3 枚，及细圆柱形的残茎。因其过去集散于四川青川县附近，故被称为"青贝"。

梭砂贝母，主要分布在我国横断山脉的高山丘陵地带，主要生长在我国的西藏、云南、四川等西南省份的山区。其鳞茎外形呈长圆锥形，在川贝中个体最大，外表为白色或浅黄棕色，有的具有棕色斑点，俗称"虎皮斑"。外层两枚鳞叶大小相近，在顶端形成裂口，与青贝相似，但质地不如松贝和青贝坚实。因其过去集散于四川康定（旧名"打箭炉"），而被称为"炉贝"。

通常说来，松贝质量最佳，青贝次之，炉贝再次之。由于过去全靠采挖野生，产量不高，加之疗效确切，中医处方用量相当大，以川贝母为原料生产的中成药达 100 种以上，长期有需求，所以，川贝就成为紧缺的名贵药材，价格也就稳居高位。

20 世纪 80 年代，在利用野生资源的同时，进行了野生变家种的研究，但种植技术难度较大，成本较高，生产周期长，所以发展缓慢，尚未形成大规模的生产能力，川贝仍属于不能满足需求的品种。

川贝的栽培品呈类扁球形或短圆柱形，整体比野生品大，表面为类白色或浅棕黄色，比野生品显粗糙，有的具浅黄色斑点。外层鳞叶 2 瓣，大小相近，顶部多开裂而较平。中间的新芽和子叶也比较大。

川贝，味苦、甘，性微寒，归肺、心二经，有清热润肺，化痰止咳之功效，可用于肺热燥咳、干咳少痰、阴虚劳嗽、痰中带血、瘰疬、乳痈、肺痈等症的治疗。现代药理研究证明，川贝具有镇咳、化痰、抗菌、降压等药理作用，是临床上常用的止咳化痰良药，但一定要对证使用，否则，适得其反。

应用的关键点：川贝母是苦寒性质的，适用于热证咳嗽，如风热咳嗽、燥热咳嗽、肺火咳嗽。一般老百姓如何判断是否是热证咳嗽？最简单的辨证方法就是看痰的颜色和稀稠，热证咳嗽痰黏稠、色黄，寒证咳嗽痰稀薄、色白。若是寒证咳嗽服用含有川贝的食疗方或中成药，咳嗽症状不但不会好转，甚至会雪上加霜，加重病情。

若是热证咳嗽，川贝炖雪梨则是一个不错的选择，好吃又好用。

川贝炖雪梨：雪梨 1 个，洗净去皮（可不去皮），切开约三分之一的顶部，挖去梨核，形成一个梨盅。在梨盅内放入适量冰糖及川贝（最好研成粉），把梨顶盖回去，可用牙签固定。将整个梨放入炖盅内，加适量的水，隔水炖 2 小时即可。梨肉、梨汤可分 2～3 次吃完。

川贝的用量根据年龄不同而异，一般 5 岁以下是 1～2 克，成人是 5 克以上。

（卢颖）

红色的『金子』

——西红花

西红花盛花期

西红花，俗称藏红花。西红花为什么又叫藏红花？肯定有人会这样回答：因为西红花主产于西藏。这个回答 100% 是错误的。下面我们就来揭开常被人误解为产于西藏的西红花的真实面貌。

西红花原产于地中海沿岸及西亚的部分国家，如西班牙、法国、意大利、希腊以及伊朗、尼泊尔等，现在的伊朗是西红花的主产国。在古代，西红花的进口主要是经印度转至我国西藏，再运销到内地的，故内地人习惯将其称为"藏红花"，由此造成后人以为藏红花就产于西藏的假象。

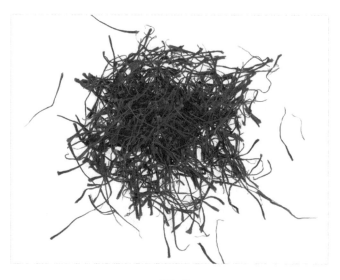

西红花

注意，在我们汉字中，若物品前带有"番"字，一般都是表示外国的或外族的，如番茄、番木瓜、番薯、番石榴、番泻叶、番木鳖等，这些物品的原产地都是国外，番红花也不例外。自 20 世纪 80 年代，西红花在中国已引种成功，上海、浙江、安徽等地已有西红花种植基地。西红花商品分国产与进口两类，以柱头暗红色、花柱少、无杂质为佳。

药用的西红花是一朵花吗？西红花长什么样？大家看标本，西红花是红色的细丝状或线状。那它是花的哪个部位？是花丝？是雌蕊？正确的答案是：西红花是柱头，是雌蕊顶部的一小部分。一朵花的雌蕊是由柱头、花柱、子房三部分组成的。柱头位于雌蕊的顶端，是接受花粉的部位。西红花就是来源于鸢尾科植物番红花（*Crocus sativus* L.）的柱头。

番红花的柱头是深红色的，往往伸出花被筒外而下垂。花期在 10 月底至 11 月初，仅有 15～20 天。当花朵呈半开且柱头还没沾上花粉时采收质量最佳，所以，多在早上 8～9 点钟采摘。采收时将整朵花摘下，再及时手工剥离，将柱头摘取，阴干或烘干。据统计，一磅（约 0.45 公斤）的西红花，需要采自 5 万至 7 万朵花，所以，西红花的价格相对比较昂贵，而被称为"红色的金子"。

由于西红花价格比较高，市面上有时会出现伪品及劣品。鉴别伪品最简单的方法就是水试。我们仔细观察一下西红花，西红花是暗红色的，一个柱头有 3 分枝，3 分枝往往都已分离。每一分枝的上部较宽而略扁平，顶端边缘显不整齐的齿状，下端有时会残留一小段黄色的花柱。水试方法：取西红花 3～5 根，放入少量水中，观察水的颜色变化，如果显金黄色或黄色，则为真品，如果显红色则为红色染料染色的伪品。中医药博物馆的西红花伪品是由海藻染色而成的，过去市面上也有用玉米须、黄花菜、心里美萝卜染色的。如果柱头下面带有黄色的非药用的花柱，则为劣品。

西红花具有独特的香气和味道，在国外常作为食品调味料、香料和上色剂。例如在地中海地区、阿拉伯国家、印度以及英国、巴尔干的面包中，西红花常作调色剂和调味料；在法式菜浓味炖鱼和西班牙肉菜饭中西红花也是重要成分；在希腊和罗马，西红花作为香料撒在会堂、宫廷、剧场和浴室中。

西红花是在汉代时传入中国的，但最初传入的西红花还是作为香料和调味品供皇亲贵族小范围使用。直到元明时期，大量西域商人来到中国经商，西红花才被广泛熟知。在使用西红花的过程中，人们逐渐发现了它的药用价值，在元代忽思慧的《饮膳正要》、明代的《本草品汇精要》，以及李时珍的《本草纲目》中有记载，于是西红花就成了名贵药材，香料的作用就退居其次了。

西红花有什么样的药用价值呢？在中药中，西红花为活血调经药。我们来看 2020 年版《中国药典》的记载：西红花，甘，平，归心、肝经。具有活血化瘀、凉血解毒、解郁安神的功效。可用于经闭癥瘕，产后瘀阻，温毒发斑，忧郁痞闷，惊悸发狂等症的治疗。

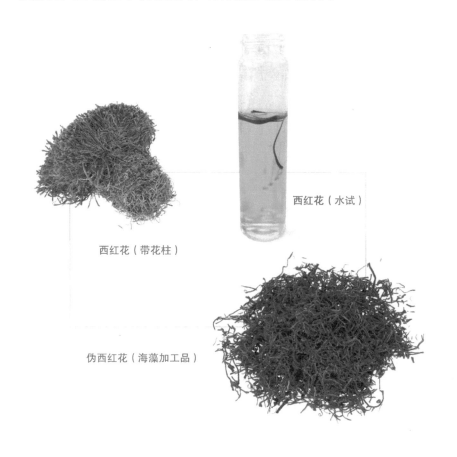

西红花（水试）

西红花（带花柱）

伪西红花（海藻加工品）

现代药理研究表明，西红花主要含有萜类、黄酮类、蒽醌类等化学成分，在治疗精神类疾病、神经退行性疾病、学习记忆障碍、心血管疾病、动脉粥样硬化、高脂血症、糖尿病、高血压、胃溃疡、脂肪肝以及抗癫痫、抗惊厥等方面都具有较好效果。由于它药食两用，因此在日常保健中我们不仅可以利用西红花进行美容养颜，还可以用之对心脑血管疾病进行预防，对"三高"进行调理等。

最常用、最方便，也最有效的保健方法就是饮用西红花茶：

西红花茶：取西红花 10～15 根，用开水浸泡后饮用，续水 3～5 次后，连同柱头一起服下。此茶具有活血养血之效，既可保护心脑血管，还可美肤养颜，一举多得。5 克西红花可服用 3 个月。注意孕妇、妇女经期以及有出血症的患者禁止使用！

最后还有一点提醒大家，药浴或泡脚用的是菊科的红花，又称草红花，也具有活血通经的功效，但没有养血解郁安神的作用，价格比较便宜，而不是我们今天说的名贵的西红花。

（卢颖）

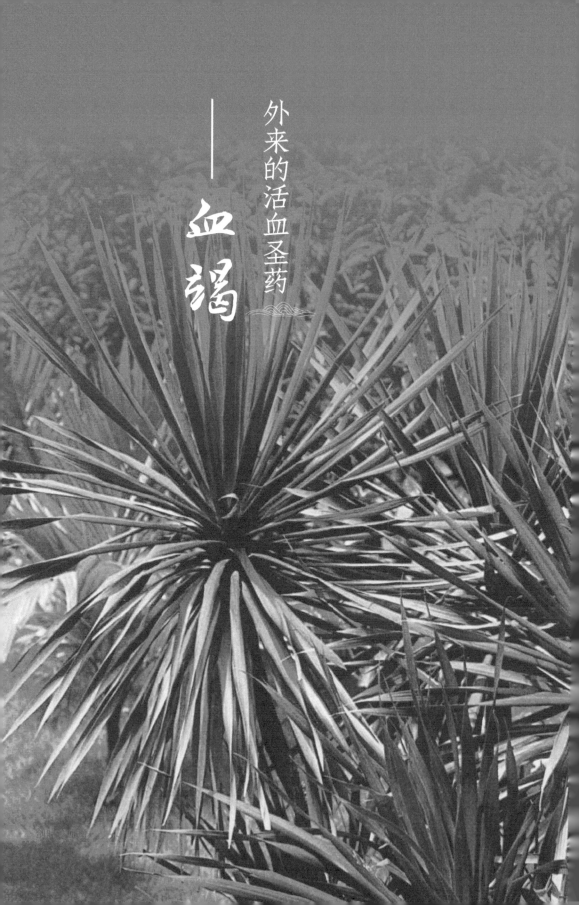

外来的活血圣药

——血竭

　　中医药博物馆的中药综合展厅有一个树脂专柜,里面陈列着手牌、AAA 牌、皇冠牌、华城行牌(新加坡产)等血竭标本,大多呈扁圆四方形,顶端有包扎成型时的纵折纹,底部平圆,很像一个包子。血竭自古就是一种外来药物,是常用的伤科圣药,有活血定痛、化瘀止血、收敛生肌的作用,是著名中成药"七厘散"的主要成分。血竭到底是一种什么样的中药呢?

　　血竭为棕榈科植物麒麟竭(*Daemonorops draco* Bl.)果实中渗出的树脂,主产于印度尼西亚的加里曼丹和苏门答腊及印度、马来西亚等国,习称"进口血竭""麒麟竭"。麒麟竭成熟的果实外密被硬质小鳞片,鳞片间分泌红色树脂。制作血竭时,采收成熟果实,充分晒干,加贝壳同入笼中,强力振摇,松脆的红色树脂即脱落。筛去鳞片,再将松脆的树脂块用布包起,加入热水中软化成团,再放冷阴干,制得的血竭就是这个小包子的形状了。别看血竭表面呈铁黑色,研成的粉末却是血红色,俗称"黑似铁,红似血,火燃呛鼻",这也是鉴定名贵血竭的窍门呢。

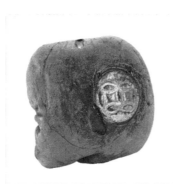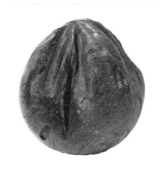

血竭(华城行牌)

　　然而在中医药历史上,麒麟竭并非血竭的唯一来源,也非最早来源。最早作为血竭入药的是百合科龙血树属植物的树脂,其药用历史持续 1000 多年,并处于主流地位。龙血树主产于非洲西部加拿利群岛的热带雨林中,树干受伤时会流出深红色血浆一样的黏液,传说这是古时巨龙与大象交战时，巨龙血洒大地，后来从土壤中生长出来的树，因此而得名。虽为百合科的单子叶植物，树干却异常粗壮，直径可达 1 米，树皮纵裂，显得老态龙钟，墨绿色叶片像一把把锋利的长剑，密密层层倒插枝顶。奇异的形状使龙血树能够在干旱的环境下生存，几十年才开一次花，几百年才长成一棵树，树龄可达 8000 多年，是地球上最长寿的树种之一，被誉为植物中的活化石。龙血树的红色树脂在国外被称作 Dragon's blood，即"龙血"。宋代以前，我国多从非洲国家进口，用于提取制作活血圣药——"血竭"，利用其活血化瘀、消肿止痛、止血生肌的功效，用于跌打损伤、心腹瘀痛、外伤出血、疮疡不敛等症。

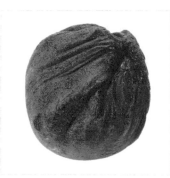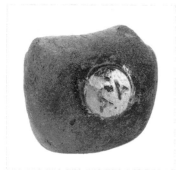

血竭（AAA 牌）

到了明代，血竭的来源有了变化。《本草纲目》记载："麒麟竭……多出自大食国（阿拉伯国家的古名）。此物如干血，故谓之血竭。"直至民国时期，《新本草纲目》记载"此实一种树脂也。其树即名麒麟血树，树上所结之果实，自然滴出树脂，谓之血竭。或钻刻树干亦有树脂渗出，凝干用之"，明确血竭的来源为棕榈科植物麒麟竭果实渗出的树脂。2020 年版《中国药典》收载的血竭亦属此类，并且仍然依赖进口，著名的"皇冠牌"血竭就是从印度尼西亚进口的。

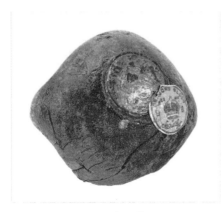

血竭（皇冠牌）

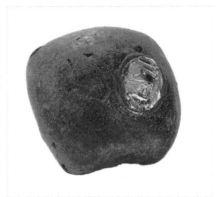

血竭（手牌）

　　为了改变长期以来血竭一直依赖进口的状况，我国的植物学家进行了不懈的努力。1972 年，著名植物学家蔡希陶先生在西双版纳地区发现了剑叶龙血树［*Dracaena cochin chinenisis*（Lour.）S. C. Chen］，这与本草典籍中记载的来源于百合科龙血树属植物的血竭最为相近，并进行人工栽培，成为国产血竭的主要来源，填补了我国血竭植物来源的空白。剑叶龙血树中提取出来的树脂习称"国产血竭"，1974 年《云南省药品标准》将其收入。此后，广西、海南等省份相继也发现国产血竭资源，1990 年以"广西血竭"之药材名称获卫生部批准试生产，1999 年卫生部药品标准定名"龙血竭"。其树种是受到国家重点保护的珍稀植物，在许多旅游区、宾馆、酒店都可以见到供人们观赏的剑叶龙血树盆栽。

　　血竭既可以内服也可以外用，血竭制成的"七厘散"，外敷在伤口表面能够很好地消炎止痛、生肌敛疮。与乳香、苏木配伍内服，可用于血滞心腹疼痛，经闭痛经，产后瘀阻腹痛等症。

（韩玉）

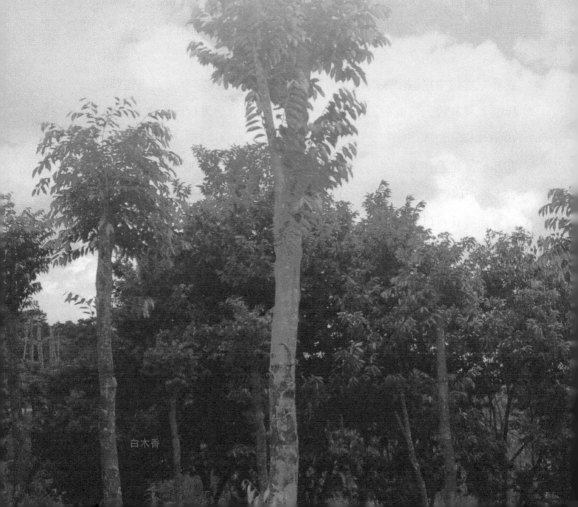

四大名香之首

——

沉香

白木香

中国四大名香是自古以来最名贵的四种香料，书中记载为"沉檀龙麝"，分别是沉香、檀香、龙涎香、麝香，众香之首便是沉香。沉香还是传统名贵中药，具有行气止痛、温中止呕、纳气平喘的功效，临床可用于胃寒呕吐、呃逆与慢性咳喘、寒凝气滞胸腹胀痛等症。中医药博物馆的中药综合展厅中，便有沉香专柜。今天便为您介绍一下这味鼎鼎大名的香料药。

沉香自古被上层社会所推崇，早在宋代就有沉香"一片万钱"的记载，《清明上河图》中所绘"刘家上色沉檀拣香"，便是出售沉香、檀香等上等香药的店铺。到了明代，已是"一寸沉香一寸金"。近年来，随着收藏热的不断升温，沉香的价格屡创新高。目前市场上最顶级的沉香每克已到5万元，其身价已百倍于黄金。在收藏界早就流传着"红木论吨卖，黄花梨论斤卖，沉香论克卖"的顺口溜。为什么沉香会如此珍贵？就是因为沉香的形成过程太过神奇，其过程有很多的偶然因素，由此造成沉香资源稀缺，价格昂贵。

沉香是瑞香科植物白木香［*Aquilaria sinensis*（Lour.）Gilg］或沉香（*Aquilaria agallocha* Roxb）含有树脂的木材。实际上，瑞香科沉香属的树种本身并没有特别的香味，当受到外界的创伤，如遭受雷劈、风吹、动物啃食或虫害侵袭等自然伤害后，伤口分泌树脂，同时受到菌群感染，树脂、木纤维、菌群三者综合产生了"次生代谢物"，这才有了香味。此时，原本疏松的木材开始变硬，密度增加，颜色变深，输送养分的组织也停止生长，树干因含有大量树脂无法支撑而倒伏，或埋入土中，或沉入水底，最终自然分解成各种不同形状的沉香，整个过程往往需要十几年甚至几十年，"有香者，百无一二"。沉香含有树脂的木材可入药，博物馆的沉香展柜中，可以看到沉香的形状呈盔帽状或朽木状、凹凸不平，有刀痕，就是削去了不含树脂的部分，露出了黑褐色树脂与黄白色木部相间的斑纹。

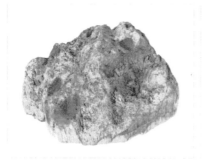

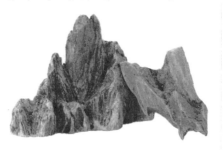

沉香（国产）　　　　　　　　沉香（印度尼西亚）

　　沉香是否一定能沉水呢？前面提到，沉香的植物来源主要有两种，即白木香和沉香。其中，源自白木香的沉香也称"国产沉香"或"海南沉香"，主产于海南、广东、广西、台湾等省区，由于生长年限短，树脂含量少，因此，大多不沉水。而源自沉香树的沉香多产自东南亚国家，习称"进口沉香"。一般认为印度、越南、泰国、柬埔寨及中国海南等地所产的沉香品质较高；马来西亚所产的一般被认为品质中等，而印度尼西亚、巴布亚新几内亚等地生产沉香被认为品质较低。品质较高的进口沉香药材表面为黄棕色或灰黑色，密布棕黑色细纵纹，有时可见黑棕色树脂斑痕。质坚硬而重，能沉入水或半沉水。气芳香，燃烧时有浓烟，香气强烈，有黑色油状物渗出。

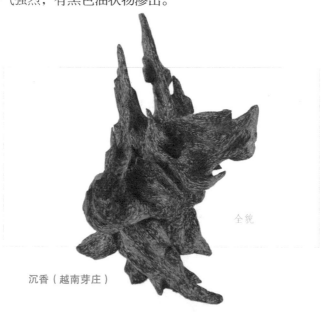

全貌

沉香（越南芽庄）

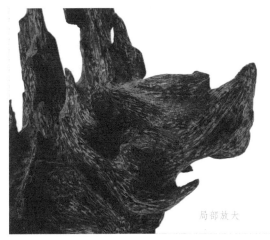

局部放大

沉香（越南芽庄）

　　不过，产地只是衡量沉香品质好坏的一个参考，最终沉香品质的优劣还是按照其含油量、味道及沉香形成过程的方式等多方面因素决定的。古代本草记载，坚黑沉水者为"沉香"；半沉半浮与水面平者为"鸡骨香"；细枝坚实未烂者为"清桂香"；树干为"栈香"；根部为"黄熟香"；根节轻而大者为"马蹄香"。而近代沉香的种类一般分为奇楠（伽南香）、倒架、水沉、土沉、蚁沉、活沉、白木 7 种。

　　1. 奇楠：沉香中的极品，极其珍贵稀有，多产自越南境内，印度、柬埔寨、海南等地也产。奇楠质地柔软，用其碎片可揉搓成香珠，在沉香中奇楠香的油脂含量最高，香气甘甜浓郁，普通沉香只有点燃才能闻到香味，而奇楠香不点燃也能散发出清凉香甜的味道。中医药博物馆内便藏有一件越南芽庄所产沉香，重达 5 斤，可见表面分布较多油脂，手指划有油痕，香气浓郁。

　　2. 倒架：结了香的沉香木自然倒伏，经过几十年或几百年的风吹、日晒、雨林等自然因素，不朽部分所形成的沉香。

　　3. 水沉：结了香的沉香木自然倒伏在水里而沉积在河底或沼泽里，历经多年后打捞出来形成的沉香。

　　4. 土沉：结了香的沉香木自然倒伏而被泥土掩埋，历经多年，人们在土中挖出而形成的沉香。

5. 蚁沉：为活的沉香树经人为砍伐倒地后，遭白蚁、蚂蚁等蛀食后而形成的沉香。

6. 活沉：为现在药用沉香的主要来源。由于自然结香的沉香远远不能满足市场需求，现在常用在壮龄沉香树上采取刀割，打孔、火烧的方法促使沉香结香。博物馆展厅中有一件直立的海南产白木香标本，树干上凿有数个直径1厘米、深3～6厘米的圆形小洞，便是用凿洞法促使白木香结香的。

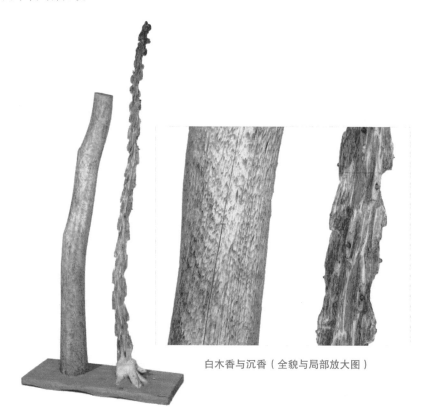

白木香与沉香（全貌与局部放大图）

7. 白木：其实就是砍伐没有结香的沉香树。一般作为制造伪品沉香者居多，因为不符合药典规定的有关标准，此种沉香木是不能作为中药使用的。

（韩玉）

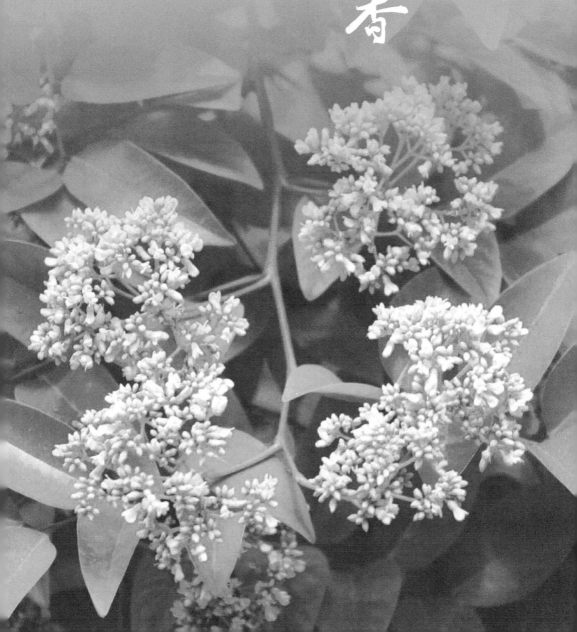

药香至宝

——降香

在中医药博物馆的中药综合展厅里展出了两件降香的珍贵标本，而这两件标本的质地、形态却有着很大的不同。

其中一个看似一段木头，通体长48厘米，直径为15～28厘米，重7.8公斤。表面为紫褐色，致密而沉实，断面中空。它的来源为豆科植物降香檀的心材。

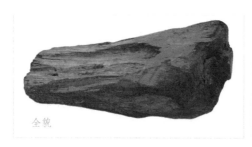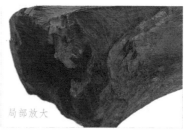

降香

而另一标本为一较细的藤本，标本体长75厘米，直径为8厘米，重1.1公斤，扭曲，整体为棕红色，断面有空洞，露出油润光泽，闻上去有淡淡的香气。它的来源为豆科黄檀属藤本植物藤黄檀或两粤黄檀的藤茎。

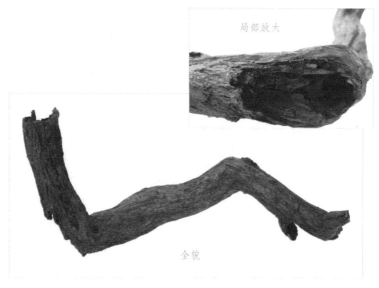

降真香

降香，在古代本草文献上多有记载，早先多称之为"降真香"。如唐末五代李珣的《海药本草》，宋代唐慎微的《证类本草》，至明代李时珍的《本草纲目》等。降香为降真香的简称，其名从宋代开始出现，从宋代到明代，降香以及降真香之名都可见到。到了清代，降香的记录就明显多于降真香，"降香"之名逐渐取代了"降真香"。现代医药文献及各级药品标准中现就只有"降香"一名了。

降香的来源有两大类，一类是木本，以降香檀（*Dalbergia odorifera* T. Chen）、印度黄檀（*Dalbergia sissoo* DC.）等为代表的乔木，以及介于木本与藤本之间的斜叶黄檀［*Dalbergia pinnata*（Lour.）Prain］等；另一类是藤本，以藤黄檀（*Dallergia hancai* Benth）、两粤黄檀（*Dalbergia benthami* Prain）等为代表。在医药领域，主要用木本；在香料领域，人们更青睐藤本。

药用降香有进口和国产之分，进口降香多来自印度、伊朗东部等热带地区，而国产降香主产于海南，源自降香檀（*Dalbergia odorifera* T. Chen）。因进口降香来源复杂，且部分质量不佳，而国产降香资源丰富，可完全代替进口降香，因此自 1977 版《中国药典》始，将降香檀作为中药降香的唯一正品来源，药用部位是其树干和根的干燥心材，海南省是降香药材的唯一道地产区。

中药降香性温、味辛，具有化瘀止血，理气止痛之功。多用于吐血，衄血，外伤出血，尤其适用于跌打损伤所致的内外出血之证，是外科常用药；同时可以治疗血瘀气滞所致的肝郁胁痛，胸痹刺痛及跌仆伤痛；还可以降气辟秽，和中止呕，用于呕吐腹痛等。

李时珍在《本草纲目》中摘引了一个医案："《名医录》云：周密被海寇刃伤，血出不止，筋如断，骨如折，用花蕊石散不效。军士李高用紫金散掩之，血止痛定。明日结痂如铁，遂愈，且无瘢痕。叩其方，则用紫藤香瓷瓦刮下研末尔。云即降之最佳者，曾救万人。"这里的"紫藤香"，是降香的别名，明示了降香的显著的功效：止血定痛、消肿生肌。

近代药理学研究表明，降香中的黄酮类化合物具有抗氧化、抗癌、抗炎、镇痛、松弛血管（降压）等作用，其中双黄酮类成分还具有降低血脂的作用。降香挥发油可提高血小板环磷酸腺苷（**CAMP**）水平，具有抑制血栓形成的作用。因此，降香在临床上常用于高血压、心胃气痛、风湿性腰腿痛、冠心病、心绞痛及跌打损伤等的治疗，药效显著。同时，降香还是美容养颜佳品，对防止皮肤老化、淡化色斑、滋养肌肤有意想不到的作用。

降香檀，大家可能比较陌生，这是个植物学名，但它在民间的俗名可是大名鼎鼎——海南黄花梨，简称"海黄"。

什么？是"海黄"？那不是五大名木之一，被誉为"木中皇后"的著名红木吗？是的，降香檀就是海南黄花梨，因其成材缓慢、木质坚实、花纹漂亮，色泽柔和，油性大，有香味，曾是明代皇室和官宦家具的首选用材，至今也是红木家具中的天花板，一直受到大众的热捧。而降香作为香料还是古代道家祭祀的头香，被誉为"道家第一香"。同时，也是历代贡品，所以又有"帝王之香"的美称。

因为降香（海黄）行情暴涨，产区乱砍滥伐现象时有发生，加上早期人们的可持续生产意识不强，只砍不种，近年来降香资源已经逐渐接近枯竭，降香檀已被列为国家二级保护树种。为保障降香资源的可持续发展，海南当地林业局根据国家相关法律法规出台了保护政策，禁止滥采滥伐，所以当地已经基本没有新货产出，中药降香的市场需求也仅靠陈年木料加工剩下来的边角料补给。

降香、降香檀（降香黄檀）、海南黄花梨实乃一物。在中药界称为降香，在植物界称为降香黄檀，在民间收藏界称为海南黄花梨。药用、家居用、香用集一体，决定了降香昂贵的身份，快来博物馆一睹这珍贵的"降香"和"降真香"的芳容吧！

（潘激扬）

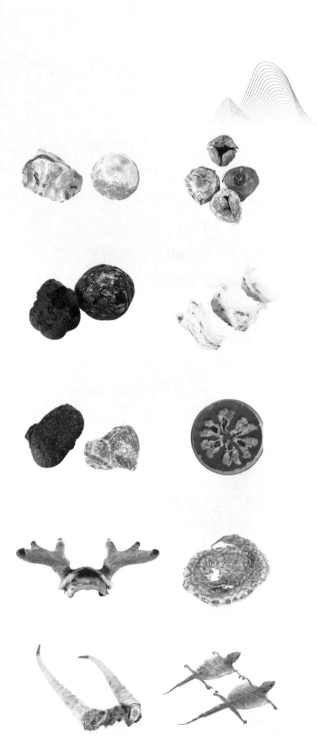

动物药材，是指源于动物全体、器官、组织、提取物或加工品的资源性产品，与植物药、矿物药一起，共同构成了中药的三大来源。动物药的应用历史亦很悠久，我国第一部本草专著《神农本草经》中就收载动物药材67种，占药材总数的18.36%；明代李时珍所著《本草纲目》收载动物药材461种，占药材总数的24.36%。

　　清代温病学家叶天士称动物药属"血肉有情之品，滋补最甚"。其在临床上的作用和功效是无法替代的。动物药中也不乏贵细之药，如马胃肠结石形成的马宝是药中之宝，实属罕见；牛的胆结石牛黄是百草之精华，诸药莫及；抹香鲸肠内分泌物龙涎香是漂浮的黄金，香气幽雅；雄麝香囊分泌物麝香能开窍醒神，神通广大；金丝燕的唾液筑造的燕窝大养肺阴，为滋润美颜、调理虚损之仙品；梅花鹿及马鹿的茸角鹿茸补肾壮阳，为补阳第一药；赛加羚羊的角鞘羚羊角最能清大热，为平肝之最；林蛙的输卵管哈蟆油滋阴补肺，为八珍之首；蕲蛇毒虽盛，其功却内走脏腑，外彻皮层，为风痹惊搐要药；蛤蚧情同鸳鸯，功似鹿茸。

　　然则，"竭泽而渔，岂不得鱼，而明年无鱼"。现如今，药用动物资源已遭到不断破坏，野生药用动物日益减少，某些珍稀药用动物已濒于绝迹。为了更好地保护药用动物资源，我们应合理使用药用动物资源，加强保护野生药用动物的措施。

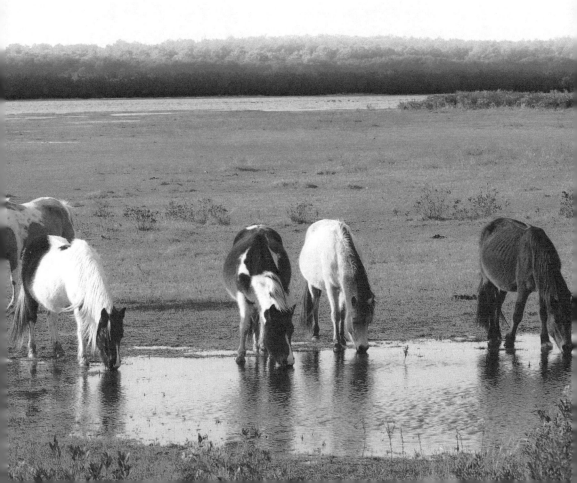

药中之宝

马宝

在博物馆中药综合展厅中，有一个动物病理产物专柜，专柜里一个灰白色、圆圆亮亮的"石头"往往会吸引人们的眼球。这是什么？这圆石头也能入药？殊不知，这就是北中医博物馆的镇馆之宝之一——马宝。

马宝是马科动物马的胃肠结石，多为肠结石，呈球形、卵圆形、扁圆形或不规则形，大小不等，一般直径在6～25厘米，重250～2500克，也有小如豆粒者，仅重数克。其表面呈蛋清色或白色，光滑有光泽，或附有杂乱的细草纹，质坚而沉重，剖面呈灰白色，有同心层纹，俗称"涡纹"。一般以个大、质重、坚实、灰白色、光滑、解剖有层次者为上品。北中医博物馆馆藏的马宝直径为12.5厘米，重1150克，市面上虽有比这个马宝大的，但如此光亮、圆滑、完整，实属罕见。

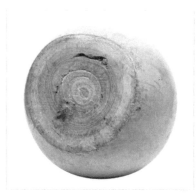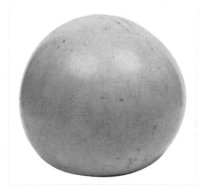

马宝（镇馆之宝）

大家肯定十分好奇，这马宝是怎么形成的？马的胃、肠子里若长了结石，马不疼吗？马会不会因此而死？

动物结石的形成，多为消化系统紊乱所引起，属于动物的病理产物。就马宝的形成而言，一些平时运动不足的马匹胃肠功能往往不好，若长期饲喂富含磷镁的饲料，会降低其中枢神经系统正常的兴奋性，进一步扰乱消化系统的功能，从而出现胃肠蠕动迟缓、消化不良等现象，由此导致肠道吸收磷镁的能力降低，而肠内腐败分解产物铵却在增加。这样，饲料中特别是麦皮中所含多量的磷酸镁就会在碱性的大肠内容物中，与铵盐结合形成磷酸铵镁。这些过量的磷酸铵镁以及肠道中的有机物质，如黏蛋白、脱落的上皮细胞、解体微生物、酶、粪渣等，便以肠道中的异物（如砂石、毛发、金属屑、胶皮等）为核心，附着在其上面而形成结石。由此可知，马宝的主要成分是磷酸镁、碳酸钙、碳酸镁等。

马的结石多贮存在马的大结肠胃状膨大部，此处肠腔粗大，运动特殊（袋状往返运动），有结石回旋的余地，并且肠内容物在此处停留时间长，满足结石形成所需要的时间。随着磷酸铵镁及有机物的沉积越来越多，结石也像树木年轮一样越长越大。小的结石，可随粪便排出体外，而大的结石由宽广的大结肠胃状膨大部移行至狭窄的小结肠始端处时，便会引起马体的剧烈疼痛，发生肠梗塞或肠破裂等症状，最终可导致马匹的死亡。所以，动物的结石可以说是病痛和苦难孕育的结晶。

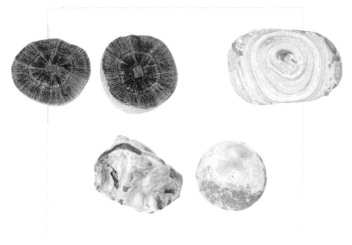

马宝

马宝药用，始载于《本草纲目》，原名为"鲊答"。李时珍曰："鲊答，生走兽及牛马诸畜肝胆之间，有肉囊裹之，多至升许，大者如鸡子，小者如栗如棒，其状白色，似石非石，似骨非骨，打破层叠……石子名鲊答，大者如鸡卵，小者不等，乃走兽腹中所产，狗、牛、马者最妙，盖牛黄、狗宝之类也。"这里指出马宝同牛黄、狗宝一样属于动物结石。真正以"马宝"为名，则始于民国的《饮片新参》。因马宝为动物的病理产物，资源稀缺，价格较为昂贵，所以，归为贵重中药，平时很少用。

马宝作为贵重中药有何功效呢？中医认为，马宝味甘咸、微苦，性凉，入心而安神开窍止血，入肺而清热化痰止咳，入肝而镇惊平肝止痉，故主要用于痰热内盛所致的癫狂惊痫、抽搐烦躁、神志昏迷等病症。应用时，要粉碎成末，掺入丸散药中。

在北中医博物馆展柜中，马宝的旁边还陈列有驴宝（驴的胃肠结石）和骡宝（骡的胃肠结石），它们是否具有与马宝相似的功效，还有待进一步研究。

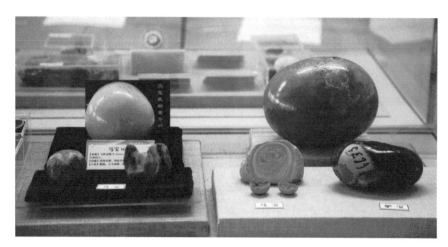

马宝专柜

那该如何鉴别它们呢？一般来说，马宝的颜色多为灰白色、灰色或青灰色；驴宝和骡宝的颜色深于马宝。驴宝多体小质轻，一般不超过500克，马宝和骡宝有大有小。此外，还可以通过一个小实验来区分它们：取少许粉末放在锡纸上加热，马宝的粉末迅速聚集，并释放出马尿气味；而驴宝粉或骡宝粉则是缓慢聚集。

（卢颖）

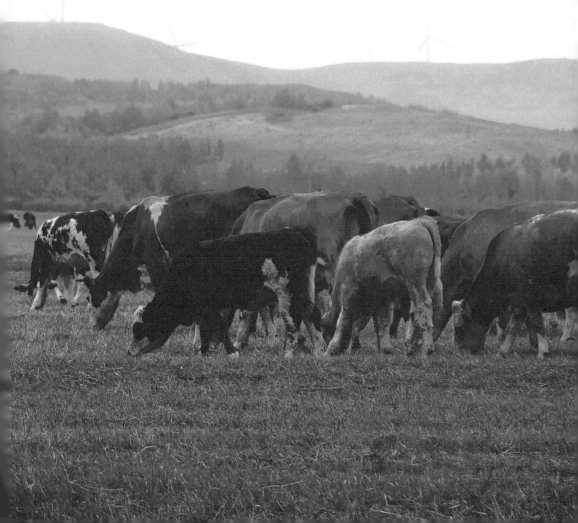

百草之精华

——牛黄

在北中医中医药博物馆中药综合展厅中的动物病理产物专柜中，有一组牛黄标本，可以分为三类，一类是天然牛黄，一类是体外培育牛黄，再一类就是人工牛黄。

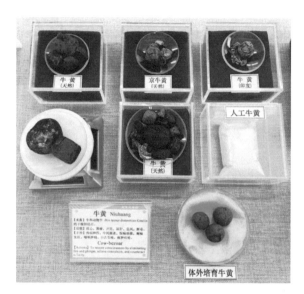

牛黄标本

牛黄是牛科动物牛（*Bos taurus domesticus* Gmelin）的胆结石，在胆囊中产生的称"胆黄"或"蛋黄"，在胆管中产生的称"管黄"，在肝管中产生的称"肝黄"。因胆黄多见，所以，我们平时提到的天然牛黄多指天然胆黄。

天然牛黄多呈卵形、类球形、三角形或四方形，大小不一，直径为0.6～4.5厘米，表面呈黄红色至棕黄色，有的表面挂有一层黑色光亮的薄膜，习称"乌金衣"；有的粗糙，具疣状突起；有的具龟裂纹。体轻，质酥脆，易分层剥落，断面金黄色，可见细密的同心层纹，称"涡纹"，有的夹有白心。气清香，味苦而后甘，有清凉感，嚼之易碎，不粘牙。取一点点牛黄粉末涂抹在用水湿润的指甲上，指甲立即被染成黄色，经久不退，此现象称为"挂甲"。

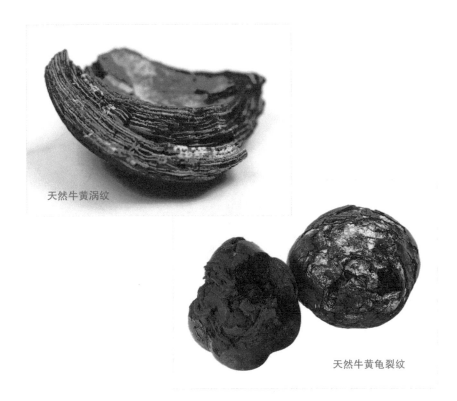

天然牛黄涡纹

天然牛黄龟裂纹

　　牛黄作为一味名贵的中药材，始载于《神农本草经》，至今已有2000多年的药用历史，其具有清心、豁痰、开窍、凉肝、息风、解毒的功效，被广泛应用。据统计，我国药典中载有以牛黄为原料的中成药多达600多种，著名的中成药安宫牛黄丸、牛黄清心丸、片仔癀等，都是以天然牛黄为主药制成。正如《神农本草经》所言："牛黄乃百草之精华，为世之神物，诸药莫及。"明代缪仲淳在《本草经疏》中对"牛黄乃百草之精华"做了进一步解释，即"牛为土畜，其性甘平，惟食百草，其精华凝结为黄"。

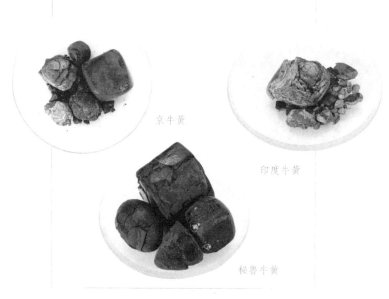

京牛黄

印度牛黄

秘鲁牛黄

天然牛黄

但牛黄是牛的病理产物，资源比较匮乏。国内对天然牛黄原料的年需求量约为 20 万千克，而市场每年能够提供的天然牛黄仅有 4000 千克左右，供不应求。所以，天然牛黄的价格一直居高不下，并不断攀升。现在天然牛黄的药材市场价格已达每千克 38 万～90 万元，贵于黄金。为满足市场需求，现已开发研制出体外培育牛黄及人工牛黄。

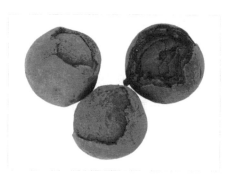

体外培育牛黄

体外培育牛黄是在工业化的环境中，模拟牛体内胆结石形成的原理和生物化学过程，以牛的新鲜胆汁作为母液，加入去氧胆酸、胆酸、复合胆红素钙等制成。体外培育牛黄多呈球形或类球形，大小相近，直径为3厘米左右。表面光滑，呈黄红色至棕黄色。体轻，质松脆，断面也有同心层纹。气香，味苦而后甘，有清凉感，嚼之易碎，不粘牙。可"挂甲"。体外培育牛黄生产周期约为一周，且质量可控，安全隐患小，2004年正式被国家食品药品监督管理局批准，可以与天然牛黄"等量投料使用"，以替代中成药品种、特别是急重症治疗药品中的天然牛黄。

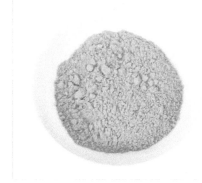

人工牛黄

人工牛黄是由牛胆粉、胆酸、猪去氧胆酸、牛磺酸、胆红素、胆固醇、微量元素等加工制成，为黄色疏松粉末，味苦，微甘，无清凉感。"挂甲"现象不明显。目前，人工牛黄因制作工艺简单，价格便宜，已占据市场98%的份额，成为天然牛黄的主要替代品。一般中成药中所用的牛黄，基本都是人工牛黄。

天然牛黄与体外培育牛黄及人工牛黄的性状差别很大，价格也是相差甚远。所以在应用时要加以鉴别。

对了，牛黄还有一个别名，叫"丑宝"，是因为牛黄长得难看吗？当然不是！明代著名医药学家李时珍在《本草纲目》"释名"中解释说"丑属牛，故隐其名"。这是因为十二生肖属相中，牛属丑，而牛黄又是一个难得的宝物，故得名"丑宝"。

（卢颖）

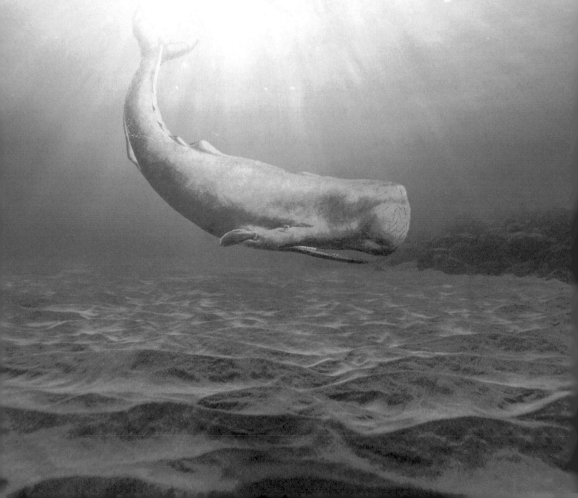

漂浮的黄金

——

龙涎香

中医药博物馆中药综合展厅展出了几块像石头一样的东西，不看标牌，很多朋友都不知道它是什么？今天就让我来给大家隆重介绍一下。它可是非常珍贵的东西呢，被称为"龙涎香"。

博物馆的龙涎香共有三块：一块直径约8厘米，颜色为灰黑色；另一块直径约7厘米，颜色为灰黄色；还有一块较大，直径为10.5厘米，重量为257.2克，颜色为黑灰色，价格高昂。

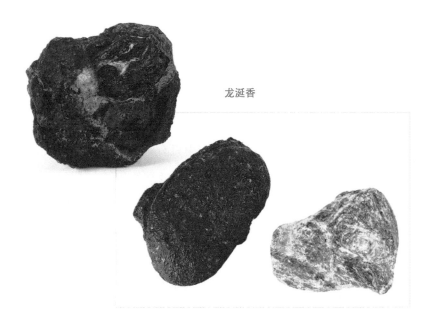

龙涎香

提到龙涎香的价值，先让我们看一看有关它的一些记载：明朝的一个首辅大臣朱国桢在《涌幅小品》上记录，嘉靖四十一年（1562），户部尚书高燿进献八两龙涎香，嘉靖皇帝下令给价白银760两，加封太子少保；1693年荷兰东印度公司在印度获得罕见重达182磅的龙涎香，托斯卡纳公爵极其喜爱，不惜出资25000克朗将其纳入囊中；2012年8月，8岁的英国男孩查理在英国多塞特海滩上散步时，发现了一块约450克的龙涎香，估值高达63000美元……

为什么龙涎香的价值如此之高？这与它匪夷所思的形成过程以及异乎寻常的作用是密不可分的。

马宝

说到它的形成，就必须提及抹香鲸。抹香鲸是一种海洋哺乳动物，平均寿命在 70 岁以上。一头成年雄性抹香鲸的体长可超 20 米，体重可达 50 吨。为了维持庞大的身躯所需，一头抹香鲸每天要吃大约 1000 千克的食物，食物主要以乌贼（包括巨型乌贼）为主，但也吃鱼。科学家们发现，被抹香鲸吃掉的食物大部分会被迅速消化分解，但会有一小部分难以消化的物质，如乌贼的坚硬口器、眼晶状体或羽状壳（一种坚韧的内脏）等，偶尔会被裹挟着进入抹香鲸的肠道。在经过肠道时，这些不易消化的有齿的残渣团块可能会划破抹香鲸的肠道，从而刺激肠道分泌一种蜡状物将其包裹起来。残渣团块沿着肠道推进时逐渐变成固态，并渐渐变得光滑和结实，而这个过程会不断地反复，残留物不断地增加，新的分泌物包裹层也变得越来越大。事实上，这个过程在抹香鲸的体内并不多见，大约每一百头抹香鲸中只有一头会出现这种情况，也就是 1% 的概率，这也正好解释了为什么龙涎香如此稀少的原因。龙涎香的英文名字是"灰琥珀"（ambergris），它在国际市场上每克的交易价可高达 20 美元，有时甚至超过黄金，所以，也被俗称为"漂浮的黄金"。

接下来，这团物质会被抹香鲸吐出或随粪便排入大海。刚排出的原始的龙涎香呈浅黑色，黏糊糊的，密度只比海水大一点，在海洋中随波逐流，有时可以在海上漂流数十年、甚至上百年之久。像美酒发酵一般，龙涎香在海水中慢慢地成熟起来，它不断地被海水氧化，阳光降解，海浪侵蚀，直到搁浅在海岸线上的某个地方。经过海水长时间浸泡的龙涎香已经失去了大部分水分，体积变小，密度变大，外部看上去就像一块灰色的石头，也有点儿像浮石，里面有很多黑色斑驳的物质，那就是嵌入龙涎香中的乌贼口器。成熟的龙涎香大小不一，并可以散发出一种复杂而奇妙的气息。古时人们并不知道它是什么东西，传说这是海里的龙在睡觉时流出的口水，滴到海水中凝固起来，天长日久就变成这个样子了，于是这种奇异的东西就被中国古人取名为"龙涎香"。

几个世纪以来，龙涎香一直被用作香水原料、治疗药、催情药、燃香和香料等。在我国古代，龙涎香深受皇族贵胄们的追捧。其燃烧时能发出蓝色火焰，香气四溢，酷似麝香而幽雅，被熏过之物，能保持持久的香气，因此龙涎香与麝香、灵猫香、海狸香，并称为四大动物定香剂。

龙涎香发挥定香作用的主要成分是龙涎甾，香水的配料中加进了它，便会在皮肤表面形成极薄的一层薄膜，可以起到延缓香味迅速挥发的作用。世界最为著名的东方型法国香水 SHALIMAR 和 OPIUM 中就有龙涎香的身影。

鉴于龙涎香来源缺乏，科学家们对其主要成分及相应的构效关系进行了大量研究，也取得了一定的成就，甚至有些香水运营商也开始使用一些龙涎香的替代产品，但想要完全复制天然龙涎香的气味却始终未获成功。龙涎香的重要成分——降龙涎醚曾在卷烟中被应用，它能赋予卷烟的烟气有甜香、花香和木香的香韵，掩盖卷烟的粗杂气，使卷烟更加柔和、入口醇绵，余味留长，是有效的增香矫味剂。

但由于早些年人们的肆意捕杀，抹香鲸已面临濒于灭绝，故在 1970 年，美国国会通过了禁止在美国本土内生产、销售和使用以抹香鲸为原料的任何商品。此后，国际鲸委员会也于 1985 年签订了禁止商业捕鲸的备忘录，以保护这一珍稀物种。

奇妙的龙涎香是大自然的精华，是大海馈赠给人类的礼物，为了让龙涎香的芬芳恒久永远，我们必须保护海洋环境，保护抹香鲸，让它们在大海中繁衍生长，不断为人类贡献香中极品——龙涎香。

（潘激扬）

马 宝

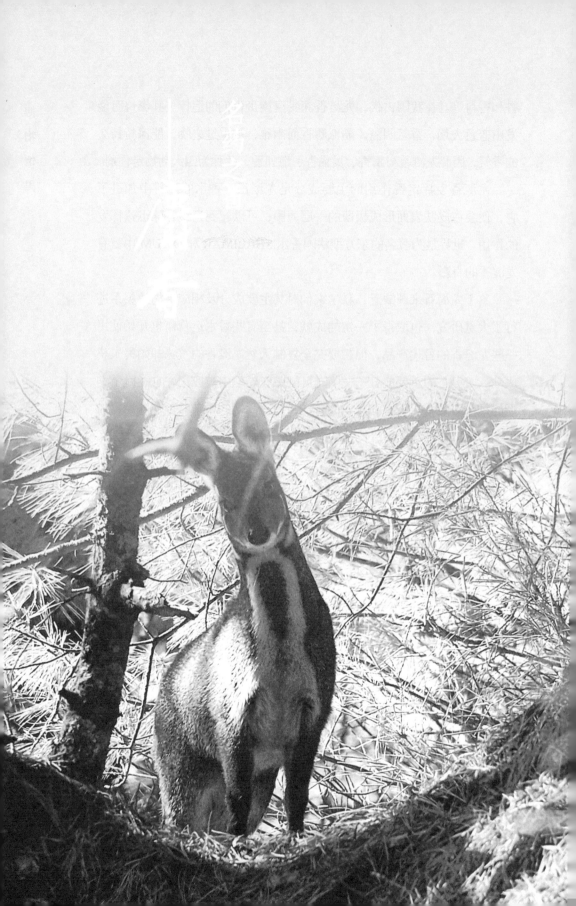

电视剧《甄嬛传》使中药"麝香"家喻户晓，大家因此知道了麝香是后宫嫔妃争斗的常用利器，也知道了麝香能令孕妇流产或使女性不孕。很多百姓看完《甄嬛传》特意来到博物馆，欲亲眼目睹麝香的"芳容"。今天，就为大家重点介绍这味因宫斗剧而名响天下的"麝香"。

麝香静静地躺在博物馆中药综合展厅的动物生理产物专柜中，不显眼不张扬，若不是讲解员的特意介绍，你可能都发现不了它。麝香是鹿科动物林麝（*Moschus berezovskii* Flerov）、原麝（*M. moschiferus* Linnaeus）、马麝（*M. sifanicus* Przewalski）成熟雄体香囊中的分泌物，正是因为这具有异香的分泌物为麝招来杀身之祸，使它曾一度处在灭绝边缘。

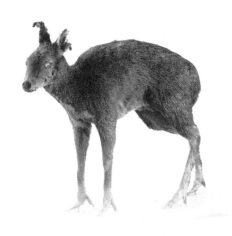

林麝（剥制标本）

无论是林麝、原麝还是马麝，它们都是胆小而又灵敏、性急的小型动物。林麝最矮，身高约 47 厘米，马麝最高，但也不超过 55 厘米。它们的前肢短，后肢长，所以站立时臀高于肩。雌雄都无角，但雄性有发达獠牙，以此可区分雌雄。它们栖居于山林，多在拂晓或黄昏后活动，奔窜于险峻的山崖间，听觉和嗅觉十分发达，一有风吹草动，就攀登上高高的悬崖，在那里躲避天敌和人类的侵害。

在雄麝腹部肚脐与阴茎之间长有一个形如鸡蛋大小并突出于表面的香腺囊，雄麝长到一岁半后便开始泌香，与此同时开始发情，所以人们猜测雄麝分泌麝香是为了引诱雌麝。3 ～ 12 岁是麝香分泌最旺盛时期，成年雄麝一年四季都能泌香，但一年的麝香分泌量仅为 15～30 克，并以春夏之交为最。

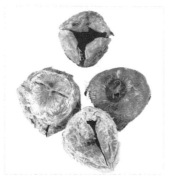

麝香囊

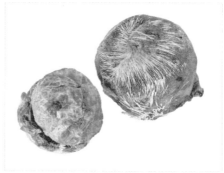

毛壳麝香

以前，麝香的取香方法是猎麝取香，即捕到野生成年雄麝后，将香腺囊连皮割下，把毛剪短，阴干，得到"毛壳麝香"。这样取香，就没有后继资源可利用了，并导致野生麝的数量急剧下降，濒临灭绝，已成为国家一级保护动物。现国内已有多地人工养殖麝（以林麝为主，养殖成本高，数量有限），采用活麝取香的方法得到麝香，即将人工饲养的成年雄麝绑定后，用挖勺或挤压的方法取出麝香。由于香囊依旧存在，麝还可继续分泌麝香，这在一定程度上保证了资源的持续再生。

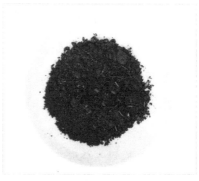

麝香仁

香囊内的麝香是浓稠的液体状，取出阴干，就得到不规则圆球形或颗粒状的"麝香仁"，其中颗粒状者称为"当门子"。大家是不是认为麝香会很香很好闻？如果你闻到，会让你大失所望，有浓烈特殊的腥味，恶臭难忍！

可就是这产量不高、不好闻又不好看的麝香却有着广泛的用途。首先是医用。麝香，在我国已有2000多年的药用历史，东汉时期的《神农本草经》就把麝香列为上品。麝香具有开窍醒神，活血通经，消肿止痛的功效，主要用于闭证神昏、胸痹心痛以及跌打损伤等的治疗。在清代宫廷秘方中，含麝香的配方为牛黄的3倍，在近代中成药的应用中，麝香居于牛黄、阿胶、鹿茸、熊胆等名贵中药材之首，如安宫牛黄丸、牛黄清心丸、苏合香丸、西黄丸、麝香保心丸、片仔癀、云南白药、六神丸等知名成药中都有麝香的身影。

由于麝香的走窜之性，还可用于催生下胎。现代药理研究表明，麝香的主要有效成分麝香酮可兴奋离体、在体子宫，加强子宫的收缩力，加快子宫收缩节律，长期接触有可能导致孕妇流产。由此可见，宫斗剧中用麝香助流产是有一定依据的。不过，目前尚无足够证据证明麝香可导致妇女不孕。

麝香的消肿止痛效果奇佳，其消炎作用是氢化可的松的6～26倍，可用于枪伤、烧烫伤以及毒虫叮咬等的治疗。所以，麝香还是国家的战略储备物资、专控商品，没有国家林业主管部门的行政许可，你是买不到麝香的。

麝香在香水业也是赫赫有名，是昂贵的"动物定香剂"。麝香经水或酒精高度稀释后能散发出独特的香气，不但能使香精的香气留香持久，还能使香精的香气变得更加柔和圆熟，在国外许多著名品牌的香水中均能找到它的踪迹。

由于麝香的应用范围广，需求量大，而麝的养殖成本高，饲养相对困难，故产量有限，资源一直匮乏，导致价格居高不下。麝香的价格曾高达800～1200元/克，真可谓价高于黄金！

（卢颖）

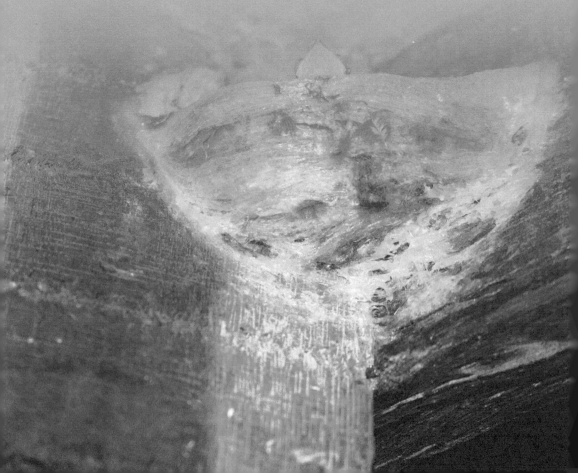

滋润美颜的鸟巢

——

燕窝

说到美容养颜的天然保健品，十有八九人们会想到燕窝。燕窝，不就是燕子筑的巢窝吗？是，但您只说对了一部分。燕窝确实是燕子筑的巢，但不是普通燕子，而是雨燕科动物金丝燕及其多种同属燕类分泌出来的唾液，再黏合绒羽、草茎等材料所筑成的巢穴，这个巢穴是专用于孵卵与养育小燕子的，并不用来居住。成年金丝燕平时是悬挂在洞壁或燕屋的木板上休息，是不住在燕窝内的。

燕窝主产于东南亚一带，如印度尼西亚、马来西亚、泰国等。每年9月至翌年4月间是金丝燕的繁殖期。在繁殖期间，一对雌雄金丝燕共同参与造窝。筑巢期的金丝燕唾液腺非常发达，雌雄金丝燕吐出的唾液与羽毛等筑巢材料相黏，最终形成一个类似半个杯状的燕窝。雌燕在产卵后就停止造窝，雄燕则会继续以唾液增强燕窝的稳固性以及进行其他修补工作。一对成燕建造一个燕窝需要30～45天。筑好巢后，雌雄燕子就会进行交配，并在6～8天，雌燕产卵2枚。如果燕窝遭受破坏，雌雄燕子则会在40天内快速地再建造一个窝，但在再造的燕窝中，只产卵1枚。产卵后雌雄双燕会轮流孵卵，约20天后小金丝燕就会孵化出来，雌雄双燕又会一起哺育，约40天后小金丝燕即能自行飞翔觅食，且另行寻找栖息点，不再使用此巢。从筑巢开始到小金丝燕飞离需要100天左右。

一般金丝燕一年会产卵3次左右，每年4月、8月、12月是金丝燕的产卵高峰期。有意思的是，金丝燕每次产卵都要重新筑巢，不用旧窝。若前次筑的巢尚在，金丝燕会在原有的窝上面再筑一个巢，所以，采收燕窝并不会造成金丝燕无家可归。

根据筑巢和采集地点的不同，燕窝可分为洞燕和屋燕。金丝燕在天然山洞中所筑的巢便是洞燕，这种燕窝采集难度大，采集时不会顾及巢内的卵或幼小燕子，故采集后会影响到金丝燕的繁衍，不环保，且数量少，质量不可控。若金丝燕在人类所建造的燕屋内所筑的巢穴就是屋燕。这种燕窝一般都等小燕长成飞走后，才去采集。因采集及时，营养成分不流失，一般来说，品质好于洞燕。

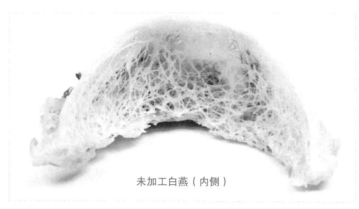

未加工白燕（内侧）

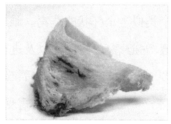

未加工白燕（外侧）

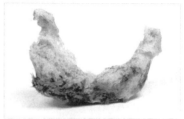

未加工白燕（底部）

　　根据色泽的不同，燕窝还可分为白燕、黄燕和红燕，其中红燕就是所谓的"血燕"。关于血燕的形成，社会上存在这样的说法：金丝燕刚筑好巢还没来得及产卵，燕窝就被人采走。金丝燕急着再次筑巢，因体力消耗过度，连血都吐出来了，这种带血的唾液筑成的巢就是血燕。

　　事实上，无论第几次筑巢，屋燕都是白色的，而红色的"血燕"只存在于洞燕中。红色的血燕并不含有血液成分，颜色只与巢在洞穴中的位置有关。据采洞燕的人介绍，山洞外围的燕窝都是白色的，越往里面走，岩壁上的燕窝就开始出现珍珠黄色、橘黄色（黄燕），然后抵达最深、最闷热的洞腹里，才看到血燕。

　　业界普遍认为这种色泽是洞壁的矿物渗入白色燕窝中形成的。在潮湿闷热的洞穴深处，矿物质渗入白色燕窝中，又经过氧化等化学过程，才逐渐形成铁锈红色的天然"血燕"。所以，白燕、黄燕、血燕在成分上的区别就在于黄燕、血燕的矿物质含量会高于白燕。

博物馆中药综合展厅的动物生理产物专柜中就陈列有白燕和血燕，以及人工处理制成的假"血燕"。

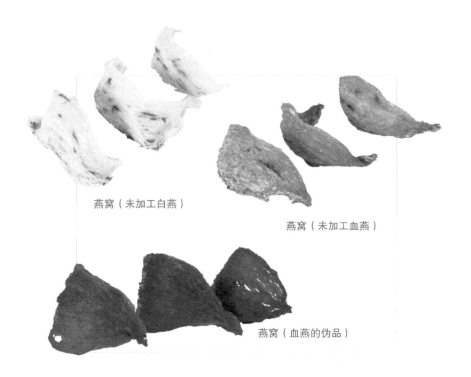

燕窝（未加工白燕）

燕窝（未加工血燕）

燕窝（血燕的伪品）

中医认为燕窝具有养阴润肺、益气补中的功效，为调理虚损劳积之圣药，可用于治疗虚损、咳痰喘、咯血、久痢等疾病，适宜于体质虚弱，营养不良，久痢久疟，痰多咳嗽，老年慢性支气管炎、支气管扩张、肺气肿、肺结核、咯血吐血患者食用。现代研究发现，燕窝具有促进大脑发育、改善记忆、抗氧化、抗病毒、抗衰老、提高免疫力、护肝、抗肿瘤、调节肠道菌群等药理作用，主要源于燕窝中含有丰富的蛋白质、碳水化合物、唾液酸、氨基酸、少量脂肪和微量元素等成分。

养阴润肺本是燕窝的主要功效，但现代的人们更为推崇燕窝美容养颜的作用。因为燕窝含有表皮生长因子（EGF）和一种辅促细胞分裂成分，能够促进人体表皮细胞快速增殖，使受损或老化的细胞被快速替换，达到提高肌肤弹性的目的。所以，燕窝滋润美颜的功效是肯定的。

　　但值得注意的是，从产地采集到的燕窝是带有羽毛的，叫"毛燕"，不能直接食用，需要经过分拣、分类、消毒、清洗、挑毛、定型和检测等复杂的加工，才能变成我们市面上见到的可食用的"净燕"，又分为燕盏、燕条、燕碎等。在加工过程中，一些不法商贩会采用不健康的不良手段，如化学除毛、漂白、刷胶挂浆、粘碎增重、掺水增重等，会大大破坏燕窝的有效成分，吃这种燕窝还真不如吃鸡蛋或银耳有营养！所以，消费者购买燕窝的时候，请尽量选购大品牌、原装的、有溯源码及检验标的燕窝哦！

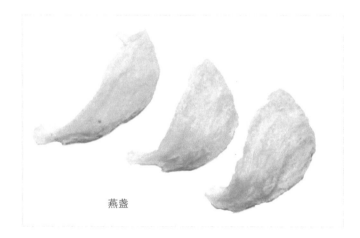

燕盏

（卢颖）

补阳第一药

——

鹿茸

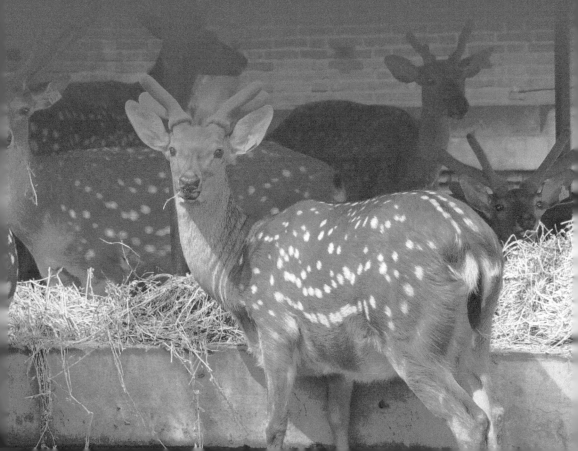

在中药综合展厅中，有关鹿茸的展品所占空间最多也最大，有梅花鹿及马鹿的动物剥制标本，还有鹿产品专柜，足见鹿茸在中药中的重要性。

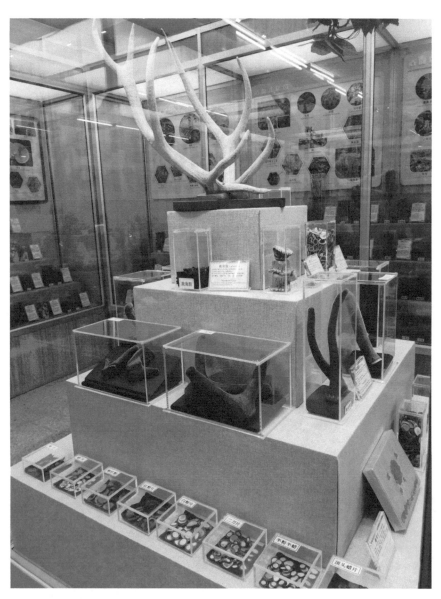

鹿产品专柜

鹿茸，为鹿科动物梅花鹿（*Cervus nippon* Temminck）或马鹿（*C. elaphus* Linnaeus）的雄性未骨化密生茸毛的幼角，前者称为"花鹿茸"，后者称为"马鹿茸"。传统认为，花鹿茸的质量好于马鹿茸。所以，市场上也以花鹿茸的产品居多。博物馆的鹿产品专柜中，大家看到了许多不同规格的花鹿茸，例如，药材有初生茸、二杠茸、二茬茸、三岔茸、砍茸等，饮片又有蜡片、粉片、砂片、骨片等，这么多的商品规格是如何划分的？哪个规格的鹿茸质量最好？咱们以梅花鹿为例，一起来探个究竟！

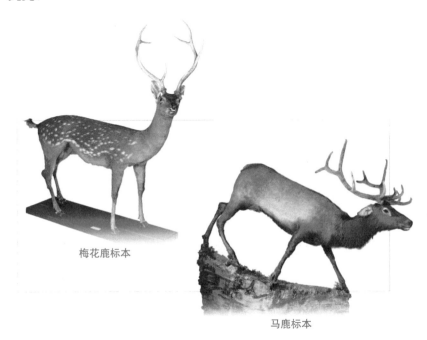

梅花鹿标本

马鹿标本

梅花鹿是一种中型的鹿类，体长 125～145 厘米，体重 70～100 公斤。夏季时体毛呈栗红色，在背脊两旁和体侧下缘镶嵌着许多排列有序的白色斑点，状似梅花，因此得名。冬季和春季时梅花鹿全身体毛以暗灰色为主，身上的"梅花"也不明显。

雌性梅花鹿不长角，个体比雄鹿稍小，只有雄性才长角。雄鹿从第二年开始长角，刚长出来的角质地松软，外有一层带茸毛的皮包裹，这层带茸毛的皮上布满血管，可输送养分，使鹿角继续生长，这时称为鹿茸。鹿茸继续生长并会分叉，长到 8 月份以后，软骨变硬，外面的茸皮也逐渐脱落，原来的茸角会骨化成又光又硬的鹿角。

鹿角是雄鹿用来在雌鹿面前展示自己"飒爽英姿"的重要工具，并以此争夺交配权，但过了繁殖期就会自动脱落。一般在每年的 4～5 月脱落，随后又会长出新的茸角。鹿茸的药用价值及经济价值均高于鹿角，所以，人们为获取最大的经济利益，都会在鹿角骨化前采收鹿茸。

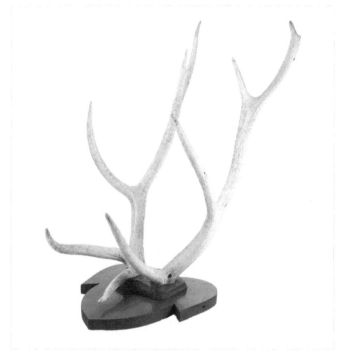

鹿角

2 年的小雄鹿，其身体的各项器官都尚未完全成熟，没有足够的能量补充到角上，此时不分叉，把它的茸角锯下，就是"初生茸"。初生茸太嫩，往往精气不足。

鹿茸的采收多从第三年的雄鹿开始。3 年的雄鹿进入青壮年时期，长出的茸角开始分叉。在第一个分枝长出而第二个分枝还未出现时锯取，时间大概在 6 月下旬，这时锯取的鹿茸就是"二杠茸"。锯茸后，会在锯口上撒上速效止血粉，促进其伤口愈合。二杠茸的主枝（称"大挺"）圆而粗细均匀，整个茸角的毛绒比较细密。二杠茸质量最佳，价格最贵。

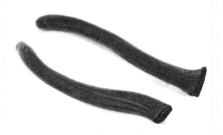

初生茸（梅花鹿）

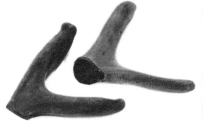

二杠茸（梅花鹿）

　　一般情况下，雄鹿被锯下"二杠茸"后，锯口处很快就又长出茸角，这对茸角也会分叉，一般在 8 月立秋前后进行割取，这就是当年再生的"二茬茸"。二茬茸的大挺不圆且下粗上细，下部有纵棱筋，茸毛较粗糙。

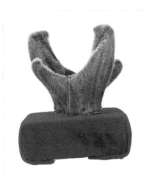

二茬茸（梅花鹿）

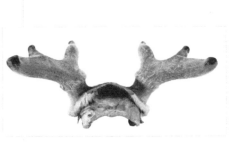

砍鹿茸（马鹿）

　　割完二茬茸后，就不会再长角，在被割处留下一个平台状角盘，逐渐骨化，换角时，角柄和角盘分离断裂，脱落下来的组织就称为"鹿角帽"。"鹿角帽"掉了后又会开始长新的鹿茸。

　　四年以上的雄鹿一般会等茸角长出 2 个分枝，形成"三岔茸"时进行割取。由于三岔茸的生长时间比二杠茸长，所以，三岔茸每年只采收一次，通常在 7 月下旬锯取。三岔茸虽只采收一次，但产量却比较高。

　　一言以蔽之，花鹿茸一般产自 3 ～ 6 年的雄鹿，二杠茸质量最佳，三岔茸次之，二茬茸更次之。

　　上面所说的鹿茸的采收方法均为锯茸，还有一种采收方法叫砍茸，这种方法现在很少用，只适合 6 ～ 10 年龄的老鹿、病鹿或死鹿。通常在六七月份采收，先砍下鹿头，再将鹿茸连脑盖骨一起锯下，刮净残肉，绷紧脑皮，进行煮烫、阴干等加工而成。

锯下的新鲜鹿茸含水量较高，又富含蛋白质，如不及时加工，就会腐烂变质。传统的加工方法是：先洗去茸毛上不洁物，并挤去一部分血液，将锯口部用线绷紧，缝成网状，另在茸根钉上小钉，缠上麻绳，然后固定于架上，置沸水中反复烫 3～4 次，每次 15～20 秒，使茸内血液排出，至锯口处冒白沫，嗅之有蛋黄气味为止，然后晾干。次日再烫数次，风干或烤干，即为成品鹿茸。

说完药材，咱们再来聊饮片。为了调剂和使用方便，鹿茸往往会被切成片。鹿茸片是越往角尖的部分越好，从上到下依次是：蜡片、半蜡片、粉片、砂片、骨片。

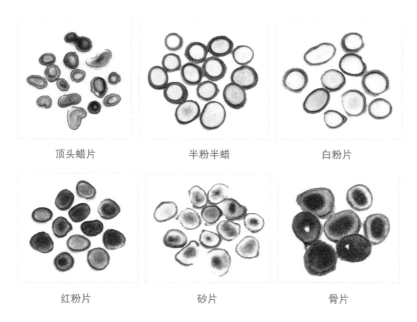

顶头蜡片　　　　　半粉半蜡　　　　　白粉片

红粉片　　　　　　砂片　　　　　　　骨片

蜡片是从鹿茸顶部切制出来的，很薄。质嫩，油润如脂，半透明，色如蜜蜡，品质最优。一架鹿茸能出蜡片的部分只占全枝茸的 2.0%～2.5%，切出的蜡片不过十几片。

半蜡片是鹿茸较为偏上、蜡片下的一小部分切片而成。外围有一圈半透明蜡质，中心为密集的蜂窝状。

粉片是鹿茸中上段切片而成。基本没有蜡质圈，厚度均匀、质地坚硬粗糙但没有骨质、中间可见蜂窝状细孔。从上往下，颜色逐渐由白变黄再变红，分别形成白粉片、黄粉片和红粉片。

砂片是鹿茸中下段切片而成。往往含有鹿血而呈暗红色，边缘有骨化，中间为蜂窝状细孔。

骨片是鹿茸最底部切片而成，骨质化程度很高，营养含量少，一般用来泡酒，价格低廉。

鹿茸的药用历史悠久，始载于《神农本草经》。明确指出鹿茸具有补肾壮阳的功效是唐代的《药性论》，曰："主补男子腰肾虚冷，脚膝无力，梦交，精溢自出，女人崩中漏血。"到明清时期，鹿茸补肾壮阳作用在临床得到广泛应用，特别是李时珍在《本草纲目》中"鹿茸，生精补髓，养血益阳，强筋壮骨。治一切虚损，耳聋，目暗眩晕，虚痢"的叙述，更加全面地阐述了鹿茸的补肾壮阳作用。可见，我国历代医家都十分推崇鹿茸的补肾作用，故称鹿茸为"补阳第一药"。2020年版《中国药典》记载，鹿茸甘、咸，温，归肾、肝经。可壮肾阳，益精血，强筋骨，调冲任，托疮毒。用于肾阳不足，精血亏虚，阳痿滑精，宫冷不孕，羸瘦，神疲，畏寒，眩晕，耳鸣，耳聋，腰脊冷痛，筋骨痿软，崩漏带下，阴疽不敛等症的治疗。

骨化的鹿角与鹿茸具有相似作用，但药力弱很多。除了鹿茸、鹿角可入药，鹿筋、鹿角帽、鹿胎、鹿鞭、鹿血、鹿肉、鹿脂、鹿尾、鹿角、鹿皮、鹿角胶等，也均有药用价值，真可谓"鹿身百宝"。这些药材标本大多陈展在鹿产品专柜中，大家可慢慢观赏。

（卢颖）

马宝

平肝之最

——

羊角

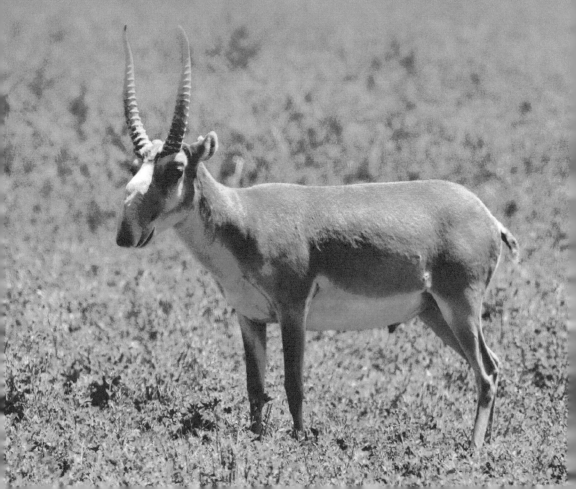

在中医药博物馆的中药综合展厅里有这么一组动物标本非常抢眼，看到它，仿佛有一种置身茫茫大草原之感，一只凶猛的草原狼，正张着血盆大口，狠狠扑咬着一只来不及逃走的羊。这只羊长相有些奇特，不是我们常见到的，它的学名为赛加羚羊（*Saiga tatarica* Linnaeus），是哺乳纲偶蹄目牛科高鼻羚羊属动物，是一种极珍稀的野生动物，也是一个非常古老的生物物种。自史前开始，赛加羚羊就被作为传统狩猎动物，人们狩猎赛加羚羊以获得肉食、羚羊角和兽皮。

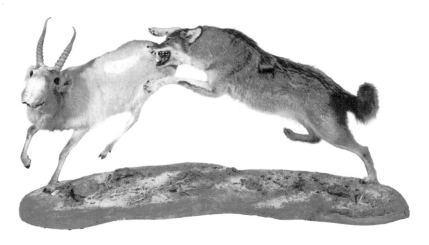

赛加羚羊

赛加羚羊，体型中等，体长 1.2～1.7 米，肩高 75～80 厘米，体重 36～69 公斤；背部黄褐色，臀部、尾、腹部白色，毛短而浓密；四肢较细；仅雄性长角，角长可达 28～37 厘米，淡琥珀色，具有明显的环棱。它最特别之处是鼻骨高度发育并卷曲，形成肿胀状鼓起，因而又得名"高鼻羚羊"和"大鼻羚羊"。它的鼻孔内布满汗毛、腺体和黏液管，由于其生活在北方较寒冷的大草原上，长鼻腔可使吸入的空气加热并变得更加湿润。

赛加羚羊的角在中国传统医学中是一味十分名贵的药材，入药称羚羊角，始载于《神农本草经》，列为中品，已有 2000 多年的应用历史。其味咸，性寒，归肝、心经，具有平肝息风、清肝明目、散血解毒的功效，临床上可用于肝风内动、惊痫抽搐、妊娠子痫、高热痉厥、癫痫发狂、头痛眩晕、目赤翳障、温毒发斑、痈肿疮毒等症的治疗。由于羚羊角既可清肝热，又能息肝风、平肝阳，为治热极生风之要药，清热解毒之主药，被业界公认为"平肝之最"。

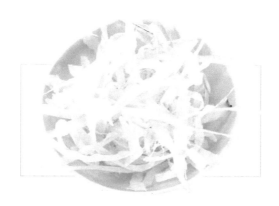

羚羊角丝

在清末民初著名医家张锡纯著的《医学衷中参西录》有这样一段记载：一六岁小儿出麻疹，突然大喘不止，精神恍惚，肢体不宁，疹出不畅，有紫痕。经诊断为毒火内攻，肝风内动。打算息风、清火，且托毒外出，想到只有羚羊角能兼有这些功效，而且煎汤就像清水，小孩子也不难喝。急忙取羚羊角三钱煎汤服下，过十分钟就好了。历代医家有许多应用羚羊角救人于危急的事例，如唐代孙思邈的《千金翼方》、宋代的《圣济总录》、金元时期刘完素的《宣明论方》等都有记载。

根据现代药理研究显示，羚羊角含角蛋磷酸钙、不溶性无机盐以及赖氨酸、丝氨酸、谷氨酸、酪氨酸等17种氨基酸，并含卵磷脂、脑磷脂、神经鞘磷脂、磷脂酰丝氨酸、磷脂酰肌醇5种磷脂类成分。具有镇静，抗惊厥，解热，降压，抗炎及对中枢神经系统有抑制作用等药理作用。

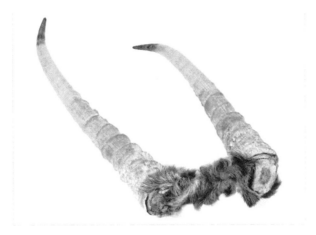

羚羊角（一对）

羚羊角药用功效虽十分突出，但其物质资源匮乏是面临的最大难题。历史上赛加羚羊曾广泛分布于欧洲、北美洲和亚洲北部，20世纪70年代，野外种群总量为200万只左右。到了2004年，全球野外存量已不足2万只。而中国，在20世纪60年代以后，野外就再也没有发现过赛加羚羊的踪影，赛加羚羊野生种群在我国已经绝迹。分布在哈萨克斯坦和俄罗斯的赛加羚羊也由于盗猎、疾病等在过去的20年内下降了90%，赛加羚羊因此被列为《濒危野生动植物种国际贸易公约》（CITES）附录物种，《世界自然保护联盟》（IUCN）2012年濒危物种红色名录极危（CR）物种，在我国属于国家一级重点保护动物，严禁野外猎捕和贸易。

药用的羚羊角用的是自然淘汰品，多为我国之前的库存，而野生赛加羚羊和养殖的赛加羚羊都是禁止猎捕的。2008年3月1日，我国规定所有赛加羚羊材料仅限用于定点医院临床使用和中成药生产，并且在其最小销售单位包装上须加载"中国野生动物经营利用管理专用标识"后方可进入流通，并不得在定点医院外以零售方式公开出售。而且所有含赛加羚羊角的中成药生产必须是已取得国家食品药品监督管理部门相应药品生产批准文号的企业。

　　1987 年，中国从美国及德国的动物园重新引入赛加羚羊，在我国甘肃武威濒危动物繁育中心进行繁育。由于赛加羚羊生性胆怯，不易存活，且又是迁徙动物，饲养十分困难。30 多年过去了，由当初的 12 只小赛加羚羊繁殖到现在仍不足 200 只，种群年均增长率仅为 3%。由于种群稀少，羚羊角的药用资源十分匮乏，且目前尚未有其他产品可代替，所以，现在中药材羚羊角基本靠从俄罗斯进口，价格为每公斤 1.5 万～2 万元。由于羚羊角价格昂贵，在市面上以次充好、以假乱真的情况层出不穷。像黄羊角、藏羚羊角、山羊角、绵羊角等都是常见的伪品。

　　羚羊角有几个鉴定专用术语，可帮助大家认识和了解它。

　　1. 无影纹：特指羚羊角的尖部，其质嫩者可透见红色血丝或紫黑色斑纹；

　　2. 通天眼：专指羚羊角上部无角塞，中空，对光透视，上半段可见一条细孔道直通角尖；

　　3. 握之合把：指羚羊角下半段有 10 ～ 20 个隆起波状环脊，间距 2 厘米，用手握之，四指正好嵌入凹处，有舒适感，又称"合手"；

　　4. 骨塞（角塞）：羚羊角基部内有坚硬而质重的角柱，长占全角的 1/3 ～ 1/2，表面有突起的纵棱，与其外面角鞘内的凹沟紧密嵌合。

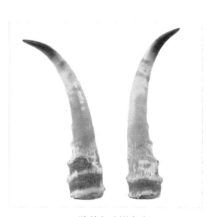

羚羊角（嫩角）

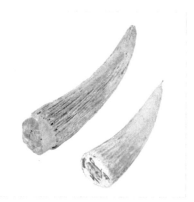

羚羊角骨塞

　　赛加羚羊是羊界之传奇，而它的角更算得上是药界之贵族了，曾经的"四大动物名药"中有它，"凉开三宝"中的"紫雪"中也有它，古人的"在肝之病，必用羚羊"，也是充分肯定了它的功用。让我们共同预祝这可爱的赛加羚羊，能幸福地在地球上繁衍生息，为自然增色！为人类造福！

（潘激扬　冯林敏）

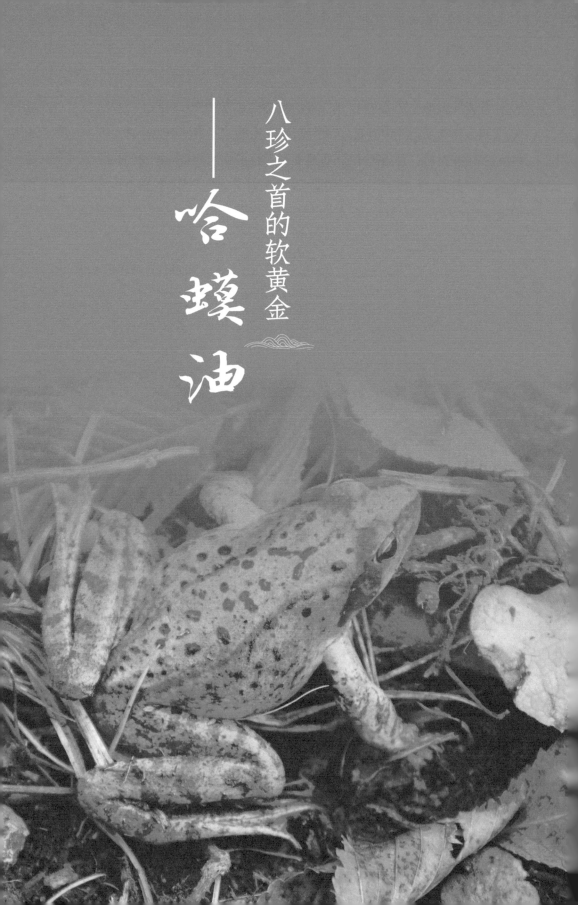

八珍之首的软黄金

——哈蟆油

博物馆的动物药专柜中，有一份中药标本很不起眼，它既不漂亮，量又不大，若讲解员不重点介绍，往往就被忽视。它就是哈蟆油。

哈蟆油，其实不是油，而是蛙科动物中国林蛙（*Rana temporaria chensinensis* David）雌蛙的干燥输卵管。一般呈不规则的胶质块状，摸之有滑腻感，颜色以洁白或黄白色为主，有着脂肪样的光泽。由于林蛙冬天在雪地下要冬眠 100 多天，故哈蟆油又被称为"雪蛤"或"雪蛤油"。除此之外，哈蟆油还有林蛙油、蛤士蟆、田鸡油等称呼。

哈蟆油主产于东北三省，辽宁省桓仁满族自治县所产的"桓仁哈蟆油"，还是国家地理标志产品。大家看到展柜中的哈蟆油有两种形状，一是块状，一是线条状，这与哈蟆油的采收方式相关。

传统的采收方式是干制法，即每年的 9 ～ 11 月（霜降前后最好），收集 3 ～ 4 年龄的鲜活雌蛙洗净，用绳子或铁丝从口部串起（切忌不可摔死后穿串），然后挂于屋檐下或通风干燥阴凉处，直至林蛙自然死亡，阴干。晾晒到七成干左右的时候，一般需 2 个月，再将蛙干"闷软"，用刀自蛙干的腹中线剖开，小心剥取输卵管，阴干即可。这样提取出来的哈蟆油类似蝴蝶状，被称为联体油、块油或蝴蝶油。

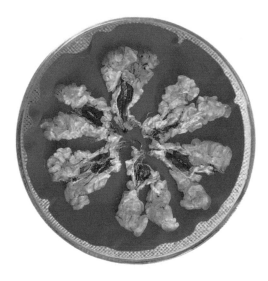

块油

　　另一种采收方式是鲜制法，是先将欲剥油的鲜活雌蛙放血，放完血的林蛙固定在木板上，剖开腹部，用镊子将输卵管与各内脏器官及体腔分离，然后拉出两侧输卵管，放在预先备好的干燥铜网上做型，阴干或烘干均可。从蛙体中拉出的输卵管是一条线，所以称之为"线油"。线油卖相好，无腥臭味，泡发率较高，质量好于块油，所以价格也较高。

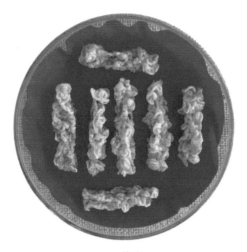

线油

　　哈蟆油集药用、滋补和美容于一体，受到历代医家推崇。宋代苏颂的《本草图经》和明代李时珍的《本草纲目》均有记载，它在清代被誉为"八珍（参、翅、骨、肚、蒿、掌、蟆、筋）"之首，现为《中华人民共和国药典》收载品种。

　　哈蟆油，味甘、咸，性平，归肺、肾经，具有补肾益精、养阴润肺的功效。现代药理研究发现，哈蟆油含有氨基酸、脂肪、胶原蛋白、蛙醇等滋补成分，以及雌二醇、辛酮等激素类物质，可延缓衰老、抗疲劳、滋阴养颜、提高免疫力等，对调节更年期综合征也有较好的效果。因此，是年老体弱、病后失调、神疲乏力、心悸、失眠、盗汗、抵抗力低下及痨嗽咯血患者可选的滋补佳品。

　　很多女性把哈蟆油当作青春保鲜剂，认为长期服用能保持肌肤红润细腻，容光焕发，青春永驻。其实哈蟆油的功效与作用虽然很多，但并非适合所有体质人群，服用不当还可能产生副作用。例如，哈蟆油滋腻，久服易生湿、生痰，凡脾虚便溏、内有痰湿者慎服。哈蟆油含有激素类成分，长期大量服用可导致内分泌紊乱，所以，日常生活中不可盲目使用。儿童最好不要服用哈蟆油，以免干扰生长发育，出现性早熟等。有妇科癌症，如乳腺癌、子宫癌、卵巢癌、子宫内膜癌、乳腺增生等的患者使用前需咨询医生或药师，避免加重病情。

哈蟆油是动物制品，若保存不当，容易发霉，应在通风干燥环境中储存，长期保存则要放在冰箱冷冻。发霉酸败的哈蟆油不可再服用。日常保健可用水浸泡后炖服，或作丸剂服，每天用量为 1 ～ 5 克。

下面就把最常见、最常用也最知名的哈蟆油保健用法介绍给大家，那就是——木瓜雪蛤。

木瓜雪蛤：取新鲜七成熟木瓜 1 个，雪蛤 2 克，冰糖、姜片少许。雪蛤先用清水浸泡 6 ～ 8 小时，泡发后捞出，放进开水中焯 1 分钟再捞出，备用。木瓜洗净外皮，沿 1/4 处横向切开，上 1/4 当盖子，下 3/4 挖出籽和瓤作木瓜盅。然后，将雪蛤、冰糖和 1 枚姜片放进木瓜盅内，加入少量水，盖上木瓜盖（可用牙签固定），上蒸锅，隔水炖 1 小时即可。此药膳具有滋阴补肺，美容养颜之效。除了木瓜雪蛤，雪蛤莲子红枣鸡汤、银耳炖雪蛤、双冬雪蛤汤也是不错的选择。

（卢颖）

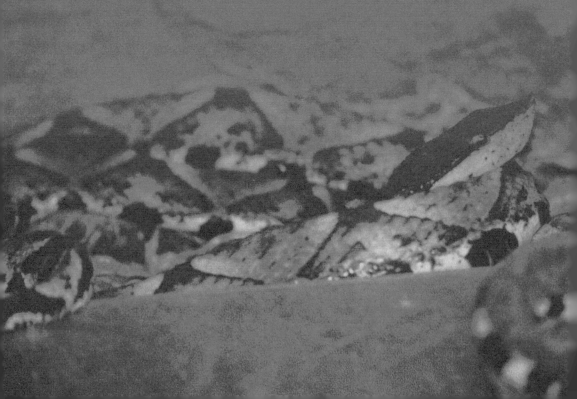

蕲春四宝之一

——

蕲蛇

湖北蕲春，古称蕲州，是明代著名医药学家李时珍的故乡。蕲春北依大别山，南临长江，雨量充沛，气候温和，丘陵、山峦、湖泊的复杂地貌，孕育出众多的中药资源，当地"指草皆为药，路人皆懂医"，并素有"人往圣乡朝医圣，药到蕲州方见奇"之说。李时珍在其毕生著作《本草纲目》记载的1892种药物中，蕲春出产的就达800余种。其中以蕲蛇、蕲龟、蕲艾、蕲竹尤为珍贵，都是上等的中药材，号称"蕲州四宝"。

蕲蛇，原动物为蝰科动物五步蛇［*Agkistrodon acutus*（Cüenther）］，原名为"白花蛇"，始载于唐《药性论》，直至明代李时珍改其正名为"蕲蛇"。但古代本草仍多以"白花蛇"为正名，《中国药典》以五步蛇为动物名，"蕲蛇"为中药正名，动物分类学中将之称为尖吻腹蛇。

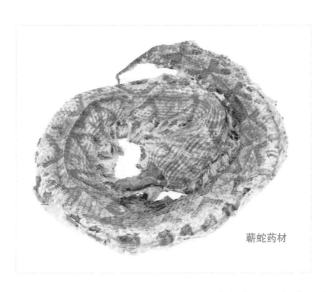

蕲蛇药材

蕲蛇生长在我国南方山区，宋代苏颂在《本草图经》中记载"生南地及蜀郡诸山中，今黔中及蕲州、邓州（今河南南阳）皆有之"。北宋庄绰的史料笔记《鸡肋编》中始记载"今医家所用，惟取蕲州蕲阳镇山中者"。庄绰喜欢游历，足迹遍及大江南北，其博物洽闻，学问颇有渊源，对于蕲州产蕲蛇有非常清晰的记载，称距离蕲阳镇五六里的地方有云峰寺，寺后有山洞，洞中皆为蕲蛇，但是极其难得，一旦捕获就充当贡品。此山洞中产的蕲蛇干枯后两眼依然明亮有光泽，黄梅等县虽为邻境，但是所产蕲蛇干后只有一眼明，舒州宿松县又与黄梅县相邻，产的蕲蛇干后却两眼都凹陷无光泽。当时的老百姓皆根据此方法来分辨，以轻小者为佳，四两重的蕲蛇可以价值千金。从中可以看出，蕲蛇与其他蛇的不同主要在于眼睛，蕲州产的蕲蛇干燥后眼睛大而有光泽（只有储存时间久了眼睛才会凹陷并失去光泽），因此贵而可做贡品。蕲蛇虽因产自蕲州而命名，但目前实际产自蕲州的甚少，特别是明、清时期过度捕杀，近百年来几乎绝迹，但在贵州、江西、湖南、湖北、安徽、河南、浙江、四川、广西等地均有。李时珍在《本草纲目》中记载"白花蛇，湖蜀皆有，今唯以蕲蛇擅名。然蕲地亦不多得，市肆所获、官司所取者，皆自江南兴国州（古地名，今指江西赣州）诸山中来"。

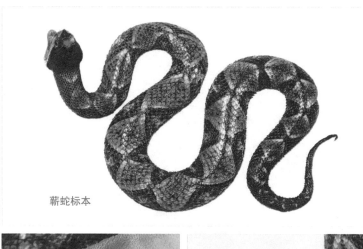

蕲蛇标本

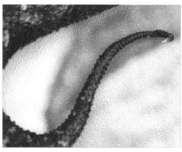

蕲蛇 佛指甲

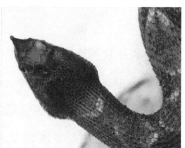

蕲蛇 翘鼻头

　　如何辨识蕲蛇，李时珍在《本草纲目》中也详细记载了："其蛇龙头虎口，黑质白花，肋有二十四个方胜纹，腹有念珠斑，口有四长牙，尾上有一佛指甲，长一二分，肠形如连珠。"这里对蕲蛇的形态描述十分详细，被后世本草沿用至今。"方胜纹"指的是其背部两侧各有黑褐色与浅棕色组成的"V"形斑纹 17～25 个，"V"形的两上端一般在背中线处相接；"或连珠斑"指的是灰白色腹部外侧有黑褐色类圆形的斑点；"佛指甲"指的是突然骤细的尾部末端有 1 枚三角形深灰色的角质鳞片。这些特征使千百年来蕲蛇的基原从未出现混乱。

　　蕲蛇在古代本草中还被记载为"褰（qiān）鼻蛇"。宋代寇宗奭《本草衍义》记载"诸蛇鼻向下，独此蛇鼻向上，背有方胜花纹，以此得名"。蕲蛇的头宽大而平，呈三角形，鼻尖端翘起，故名褰鼻蛇。"褰"字意思是张开、揭开，后人习称"翘鼻头"。蕲蛇头大扁平，鼻头翘起，口宽大，李时珍形象地称为"龙头虎口"。

　　李时珍还记载了如何捕获蕲蛇。经过调研他发现，蕲蛇多喜欢在石楠藤上食其花叶，当地百姓就是据此特点来捕捉。在石楠藤上发现蕲蛇后，先朝着蕲蛇撒一把沙土，蕲蛇就盘踞起来不动，人们赶紧用铁叉固定蛇头，然后用绳子系住悬挂，破腹去掉肠等内脏，再用水洗涤干净，用竹片支撑，弯曲盘起，用火炕干。石楠为蔷薇科常绿灌木，在南方地区有广泛生长，笔者曾在湖北蕲春、黄冈考察发现山林处有大量野生的，这也是蕲州出蕲蛇的缘故吧。

　　《中国药典》称蕲蛇的原动物名叫"五步蛇"，相传人被咬伤，不出五步即死，意在说明蕲蛇毒性很强。唐代柳宗元的名篇《捕蛇者说》就记载蕲蛇有剧毒，"触草木尽死；以啮人，无御之者"。宋代苏颂也说蕲蛇："喜蜇人足，黔人有被蜇者，立断之……治风速于诸蛇，然有大毒，头尾各一寸尤甚，不可用，只用中段。"寇宗奭又说："此物毒盛，不可不防也。"由此可见，蕲蛇毒性非常强，人足被咬后须立即断足。现代药理研究显示，蕲蛇毒性主要为出血毒素，受害者被咬伤后会出现伤口疼痛及出血的即时现象，继而会肿大、起疱、组织坏疽以及全身性出血，随后更会感到晕眩及心跳加速。同时由于蕲蛇一般个体较大，性格凶猛，且头部可大幅度旋转，毒牙较长，咬伤的情形较为严重，导致蕲蛇成为剧毒蛇类。古代医药学家深知蕲蛇毒性，对于其炮制特别注意，传统方法是"去头尾，酒浸三日，弃酒不用，火炙，仍尽去皮、骨"。经此炮制方可入药，但仍为有毒中药，入药须谨慎用之。

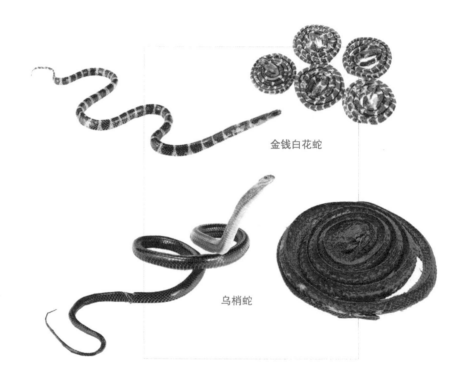

金钱白花蛇

乌梢蛇

蕲蛇古今的药用价值一致，善治风病，可祛风、通络、止痉。用于风湿顽痹，麻木拘挛，中风口眼㖞斜，半身不遂，抽搐痉挛，破伤风，麻风疥癣等。李时珍解释说："风善行数变，蛇亦善行数蜕，而花蛇又食石楠，所以能透骨搜风，截惊定搐，为风痹惊搐、癫癣恶疮要药。取其内走脏腑，外彻皮层，无处不到也。"这是中医讲的取象比类用药法则。

中医药博物馆设有蛇类专柜，陈列有两份蕲蛇全体标本，呈圆盘状，直径为34厘米，并陈列有蛇胆、佛指甲各一份。专柜还陈列有金钱白花蛇和乌梢蛇标本。金钱白花蛇为眼镜蛇科动物银环蛇（*Bungarus multicinctus* Blyth）的幼蛇，另有别名小白花蛇、金钱蛇，古代本草文献未见记载，始见于民国的《饮片新参》（1935 年），也是有毒蛇类。乌梢蛇是无毒蛇类，来源于游蛇科动物乌梢蛇 [*Zaocys dhumnades*（Cantor）] 的干燥体，又名乌蛇、剑脊蛇，始载于唐代《药性论》。蛇类中药均具有祛风、通络、止痉作用。

（冯林敏）

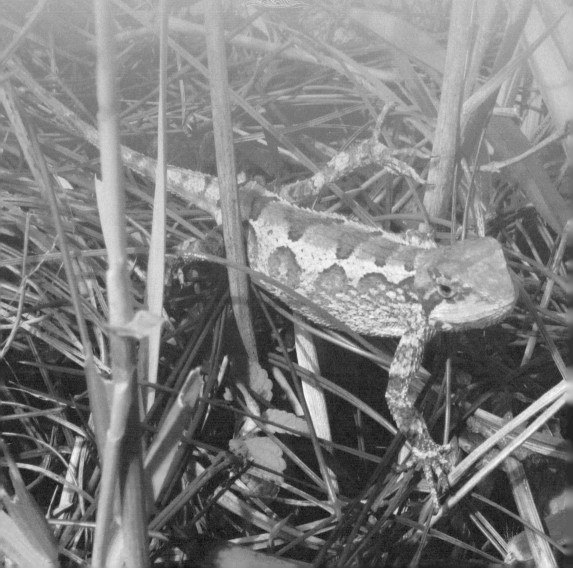

情同鸳鸯功似鹿茸

——蛤蚧

蛤蚧是我国名贵中药，为壁虎科动物蛤蚧（*Gekko gecko* Linnaeus）的干燥体，别名仙蟾，又名大壁虎。人们去药店购买蛤蚧时，往往发现蛤蚧是成对售卖的。用竹签撑起来，两两抱合在一起。如果问店员的话，得到的答复是：一公一母成对儿卖。蛤蚧为何成对卖呢？究其原因，要从蛤蚧这种有趣的动物说起。

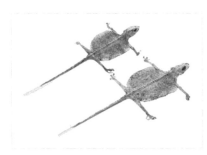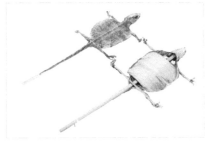

蛤蚧（广西）

蛤蚧是如何得名的？西汉著名辞赋家扬雄在其著作《方言》中记载："桂林之中，守宫大者而能鸣，谓之蛤蚧。"这是蛤蚧的最早称谓和记载。李时珍在《本草纲目》中收载了另外两个称谓：蛤蟹和仙蟾，并云："一雌一雄，常自呼其名。以雄为蛤，以雌为蚧，蛤蚧因声而名，仙蟾因形而名。"可见蛤、蚧二字是象声词，雄蛤蚧发出"蛤"的叫声，雌蛤蚧发出"蚧"的叫声，类似于布谷鸟起名；至于仙蟾，则是因为它的头形似蟾蜍而得名。蛤蚧又名大壁虎，与壁虎同为壁虎科动物，四足都有五趾，每趾底部有吸盘（伪品蜥蜴类则没有吸盘），但蛤蚧体型比壁虎大，长 9～18 厘米。当遇见敌害时，蛤蚧与壁虎一样，可以自断尾巴逃生。"最惜其尾，见人取之，多自啮其尾而去"（宋《开宝本草》）。

蛤蚧的生活习性也很有趣，其生性怕冷、怕热、怕风雨，喜栖息于山岩石隙、树洞或屋檐墙壁上，昼伏夜出，常见雌雄成对活动。五代时期李珣《海药本草》中记载"雌雄相随，投一获二"。明代顾玠《海槎余录》中记载："牝（pìn，意为雌性）牡（意为雄性）上下相呼，累日情洽乃交，两相抱负，自坠于地。人往捕之，亦不知觉，以手分劈，随死不开。"可见蛤蚧是一种雌雄形影不离，情同鸳鸯的动物。在野外捕获蛤蚧时一般也是一抓一对。

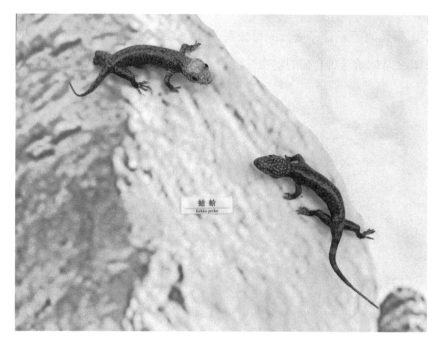

蛤蚧剥制标本

蛤蚧药用的时候非常讲究。

第一，要成对用。"行常常一雌一雄相随，入药亦当用成对者良。"意为药用时成对为佳，另有服蛤蚧求子的时候，有"男服雌，女服雄"的说法。现在在药材加工过程中，一般将大小相同的两只合成一对，即为"对蛤蚧"，不再论雌雄。

第二，不能断尾。"药力在尾，尾不全者不效"。现代药理研究证明，蛤蚧尾中锌与铁含量均高于蛤蚧体，特别是锌元素含量高于蛤蚧体42倍多。锌在蛋白质的生物合成与利用方面起重要作用。睾丸中含有大量锌，机体缺锌时，精子的生成及其运动性能降低。因此，蛤蚧具有激素样作用与其含大量锌元素有关。另外，蛤蚧尾的8种必需氨基酸含量均高于蛤蚧体，包括机体中第一限制性氨基酸——赖氨酸（此类氨基酸量不足时，会限制其他氨基酸的利用）。可见蛤蚧尾的滋补强壮作用大于蛤蚧体是有科学依据的。过去断尾蛤蚧是不能供外贸出口，内销也会降价40%，甚至被列入劣质品。现在药房在验收蛤蚧时，主要看尾，尾越长越好，尾巴等于躯干长度可收，尾巴超过身长的更好，尾巴断者不收。如果蛤蚧断尾后长出新尾，则较原生尾粗且短，可以药用，但规格等级较低、价钱便宜。

第三，药用时要去除头足。宋代马志等所著的《开宝本草》称蛤蚧："药力在尾，而头足有毒，故用之者必尾全而去其头足。"魏晋《雷公炮炙论》记载蛤蚧眼睛有毒，"须去眼及甲上、尾上、腹上肉毛，以酒浸透"，五代《日华子本草》"凡用，去头足"。此后，蛤蚧的炮制一直延续下来，用时须除去鳞片及头足，切成小块，并多以黄酒浸润制成酒蛤蚧，供临床使用。

中医学认为，蛤蚧入肺、肾二经，具有补肺肾、益精血、定喘止咳等功效，常用于阳痿、早泄、尿频、遗精、虚劳久咳、喘促、咳血、小便频数余沥等肾虚病症。著名的"人参蛤蚧散"，以蛤蚧、人参为主药，配以贝母、知母、苦杏仁等，对久病体虚、咳喘气促、痰中带血诸症有良好疗效。其补肾壮阳、填精滋髓的功效素与鹿茸齐名。两药相比，温肾壮阳之力鹿茸较胜；滋益精血、补而不燥，蛤蚧居优，属血肉有情之物。临床使用，既可单味服用，亦可或作丸、散之用。此外，蛤蚧还有一个主要用法就是泡酒，名"蛤蚧酒"，也可另加一些中药同泡，制成"蛤蚧大补酒"之类。

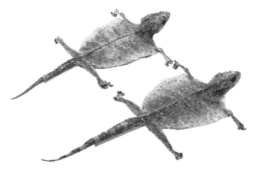

蛤蚧（越南）

在我国，蛤蚧主要分布在广西、广东、贵州、云南等地。但长期大量的人工捕捉和人为造成的自然环境的急剧恶化，致使野生蛤蚧资源大幅度减少，原来生活于稍平缓山石地带的蛤蚧大多数绝迹，现存的蛤蚧多藏身在人无法攀爬的悬崖绝壁的石缝处。《国家重点保护野生动物名录》将蛤蚧列为Ⅱ级，广西列为省内Ⅰ级保护动物，同时在入药方面规定未得批准不得捕捉野生物种。药用仅为人工养殖品种，以及国外进口蛤蚧，多产于越南、泰国一带。为较好地保护蛤蚧野生资源，建立野生蛤蚧自然保护区是行之有效的途径，同时应建立蛤蚧规范化养殖基地，保证药材产量和质量。

博物馆中药综合展厅中就陈列有国产蛤蚧和进口蛤蚧各1对。国产蛤蚧背部斑点深灰色，且鳞片较细；进口蛤蚧背部有明显的橙红色斑点，鳞片较大，以此相区别。

（冯林敏　韩玉）

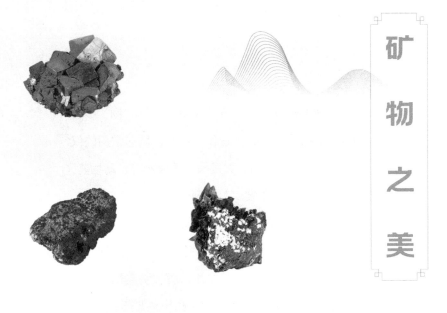

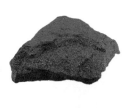

矿物之美

在中药的应用宝库中，矿物药是一块瑰宝。我国最早的药学专著《神农本草经》载药365种，其中矿物药就有41种，并列为各品中的首位。南北朝《名医别录》载矿物药32种，并将『玉石』类药单独立卷，放在首位。李时珍称『石者，气之核，土之骨也』，将矿物药分别记述在土部、金石部，特别是金石类，分为『金、玉、石、卤』四类，矿物药增至161种。我国药用矿物资源丰富，疗效确切，应用广泛。

　　矿物中药包括多数可供药用的天然矿物、少数矿物加工品及动物的化石和骨化石，目前常用的仅有几十种，且多外用。数量虽少于植物药、动物药，但药用价值同等重要。如朱砂出辰州，清心镇惊，重镇安神；赭石产代郡，重镇沉降，染药两用；硫黄是火中精，外用杀虫疗疮；雄黄雌黄互为鸳鸯矿石，杀虫燥湿；石膏大寒如冰，清阳明实热，为药中白虎；自然铜续筋接骨，为中医伤科要药。

　　矿物药大多数呈现漂亮的颜色、光泽、晶型和纹理，展示度高，观赏性强。本章讲述的这六味矿物中药标本为博物馆多年收集来的极品矿石标本，精美绝伦，美轮美奂，值得一品。

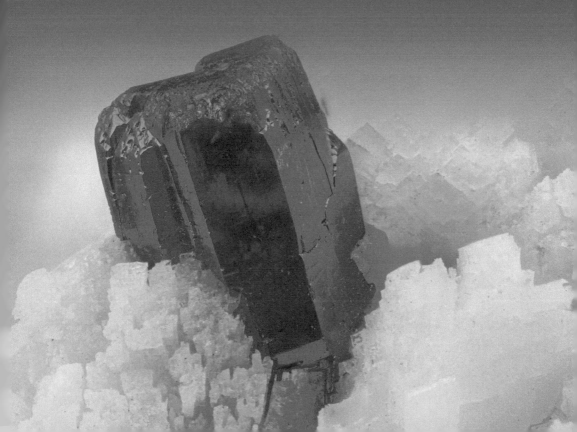

重镇安神

——

朱砂

中医药博物馆中药综合展厅有一个朱砂专柜，陈列有朱砂晶体、朱砂原矿、人工合成朱砂、朱砂工艺品等一系列朱砂相关展品，非常值得驻足观看。今天就为您介绍一下这个重镇安神的矿物药——朱砂。

朱砂原名丹砂，药用始载于东汉的《神农本草经》。"朱"与"丹"都是红色的意思，所以，明《本草纲目》载"李时珍谓后人以丹为朱色之名，故称朱砂"。朱砂的原矿物为硫化物类矿物辰砂族辰砂，主含硫化汞（HgS），是炼汞的主要原料。朱砂为何又叫辰砂？这就与朱砂的产地密切相关了。魏晋《吴普本草》谓"丹砂生武陵"，宋代《本草图经》又记载"今辰州乃武陵故地"。武陵郡是汉高祖五年（公元前 202 年）设置，隋开皇九年（公元 589 年）改为辰州，丹砂产于此，而得名辰砂。历史上朱砂的主要产地集中在辰州及周边，即湘、黔、渝毗邻地区，也就是今贵州铜仁、万山，湖南的凤凰、新晃及重庆酉阳、秀山等地区，现今朱砂依然是在此范围分布。这些地方的朱砂藏量丰富，颜色鲜红，颗粒硕大并伴有围岩，不仅质量好，而且观赏性极佳，宋代《开宝本草》就记载了"朱砂，今出辰州、锦州者，药用最良，余皆次焉"。

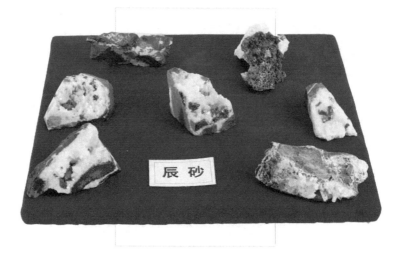

辰砂

天然朱砂中，朱砂晶体是最有收藏价值的。朱砂晶体产量小，硬度低，采集难度大，被称为"软红宝石"。展柜中的这颗朱砂晶体呈菱面体状，是菱柱状三方晶系，如果用手电筒照射，呈透明的鲜红色，十分惹人喜爱。旁边的朱砂晶体是与方解石共生的。朱砂晶体在打磨过程容易出现裂纹，所以一般不会用它做首饰，更多是用于直接收藏。直径为25毫米以上的朱砂晶体就可以称得上珍品了，世界上最大的朱砂晶体是产于贵州铜仁的双晶辰砂晶，大小为 64 毫米 ×51 毫米 ×49 毫米。不过，朱砂晶体可不是直接药用的朱砂，药用朱砂是由朱砂原矿加工而来的。

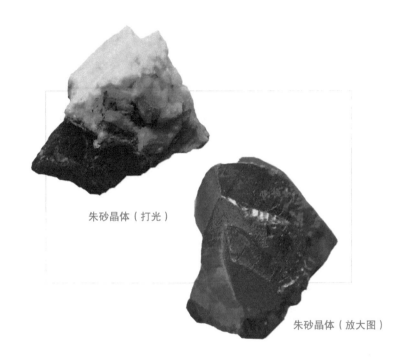

朱砂晶体（打光）

朱砂晶体（放大图）

第二件展品是朱砂原矿，也是天然朱砂的一种。原矿朱砂打磨成的珠子或配饰表面呈酒红色，肉眼能看到深浅不一的朱砂色带，并伴有金属光泽。不过，原矿朱砂不能直接入药，由于伴生矿极多，朱砂的纯度多在 30% ～ 80%，需要经过净制、纯化，硫化汞（HgS）含量大于 96.0% 才能够药用。多用水飞的方法进行提纯，加工时，现将朱砂原矿粉碎成粗粉，再将朱砂粗粉置乳钵中，加入适量清水研磨，倾出混悬液，如此反复操作。混悬液静置后的沉淀物再研磨成极细粉末，即为朱砂粉。朱砂粉为朱红色，体轻，手指撮之无粒状物。

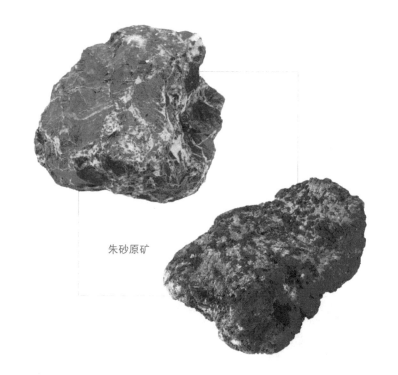

朱砂原矿

　　留心的观众不难发现，展柜中还有一件颜色鲜艳、精致的串珠，这是一种常见的用朱砂粉压制而成的饰品。近年来，人们看到的很多朱砂饰品都是用朱砂粉和琥珀等胶体混合，再经过冷压制成的各式造型。这种工艺能够提高朱砂的硬度，使其耐摔，再经过人工的细微雕琢，观赏性强，但价格便宜，收藏价值不高。

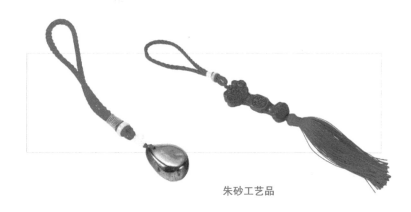

朱砂工艺品

最后就是人工合成朱砂了，为硫黄粉和水银经加工而得的硫化汞结晶，HgS 含量可达到98%，又叫还原砂，中药名为辰砂、灵砂，收载于1977年版、1987年增补版《四川省中药材标准》及1988年版《贵州省中药材标准》中。其质重、脆，无嗅，无味，与天然朱砂最大的区别是呈扁平块状，两面紧密平坦，而从侧面观察，晶粒通常组成整齐的栅状。药用天然朱砂价格可达每公斤5000元，而人工合成朱砂则只有500元。

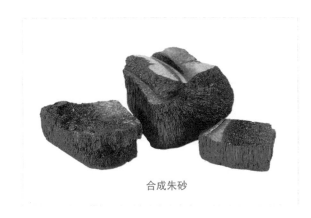

合成朱砂

朱砂药用一般不入汤剂，多入丸散。临床上可清心镇惊、安神解毒，常用于治疗心神不宁、心悸、失眠，小儿惊风、癫痫，以及疮疡肿毒、咽喉肿痛或口舌生疮等病症。成药朱砂安神丸、紫雪散等中皆含有朱砂。需要注意的是，朱砂是有一定毒性的，不宜过量或久服，一定要在专业的中医师、中药师的指导下来使用，孕妇、肝肾功能不全患者禁用。

除药用外，朱砂粉还可作为天然矿物颜料，无论是古代石窟壁画、皇家印泥，还是历代名家画作中，用朱砂染制的红色可以历经千年不褪。

（韩玉）

代郡赤土

赭石

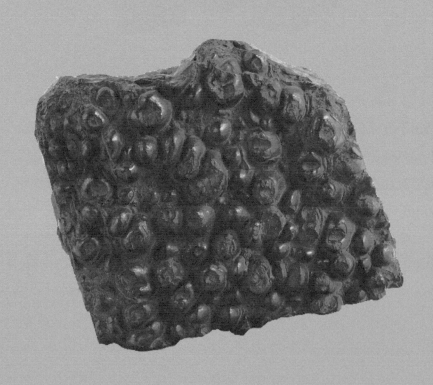

赭石，为氧化物类矿物刚玉族赤铁矿，主要成分为三氧化二铁（Fe_2O_3），是自然界分布很广的铁矿之一，同时是常用的矿物药之一。

赭石，原名"代赭石"。"代"指的是产地，为公元前代国领地，战国时期代国灭亡，赵武灵王设置代郡，后又改为代州、雁门郡，为现今大同市东部和河北省西北边地一带，如河北蔚县，山西代县等地。"赭"指的是颜色，即赤红色，《广雅·释器》称"赭，赤也"，《说文》"赭，赤土也"。代赭石本意是产自代郡的赤红色矿石。《名医别录》曰"出代郡者名代赭"，《新修本草》云"此石多从代州来"，《天工开物》云"代赭石，殷红色，处处山中有之，以代郡者为最佳"。《本草纲目》释名曰"赭，赤色也。代，雁门也。今俗呼为土朱、铁朱。《管子》云：山上有赭，山下有铁。铁朱之名或缘此，不独因其形色也。"可见，其得名缘由与产地、颜色有关，赤土、血师、紫朱、土朱、铁朱、赤赭石、红石头等异名皆源于此。

赭石还有一个异名是钉头代赭，或丁头代赭、钉代赭，这与其矿石形态有关。在地质的沉积作用中，赤铁矿有时会形成鲕（ér）状、豆状、肾状集合体的产物。《说文》云"鲕，鱼子也"，鲕状即是圆球状，鲕状赤铁矿是由球形、椭圆形球状、颗粒状赤铁矿胶结成的致密集合体，鲕粒内部常有同心层状构造；鲕粒直径大于 2 毫米的赤铁矿集合体为豆状赤铁矿；呈半球状并彼此黏结的致密赤铁矿集合体称肾状赤铁矿，即下图钉头代赭石，肾状内部常有同心层纹或放射状构造。此三者均为优质的药用代赭石。

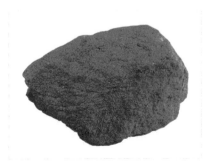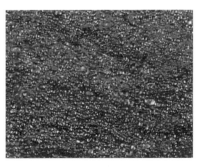

鲕状赤铁矿及其局部放大图

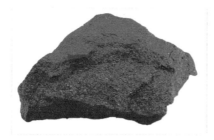 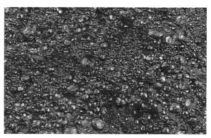

豆状赤铁矿及其局部放大图

　　钉头代赭石一面有圆形乳头状突起，习称为"钉头"，另一面与突起相对应处有同样大小的凹窝，断面呈层叠状，且每层均以"钉头"而呈波浪状弯曲。"钉头"是鉴别赭石的重要特征，宋代苏颂在《本草图经》记载"今医家所用多择取大块，其上文头有如浮沤丁者为胜，谓之丁头代赭"。药用赭石多是挖取表面有钉头状突起部分，除去泥土、杂石即可入药，表面呈棕红色或者铁青色，条痕樱红色或者红棕色，质地坚硬，用手抚摸有红棕色粉末沾手。入药以色棕红、断面层次明显、有钉头、无杂石者为佳。

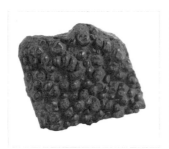 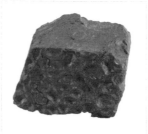

钉头代赭石（钉头面）　　　　　钉头代赭石（凹窝面）

　　赭石具有平肝潜阳，重镇降逆，凉血止血之功效。其质重沉降，又性味苦寒，善清肝火，是重镇潜阳常用之品，常用于治疗肝阳上亢、头晕目眩、心烦难寐。同时质重性降，是重镇降逆的要药，尤其善于降上逆之胃气而具有止呕、止呃、止噫之效。经典名方有旋覆代赭汤，是赭石与旋覆花、半夏等配伍治疗胃气上逆之呕吐、呃逆等症。赭石也可以降上逆之肺气而平喘，《普济方》单用赭石一味研末，用米醋调服，可治疗哮喘有声、卧睡不得。此外，赭石还有凉血止血之功效，可治血热吐血、衄血、崩漏等。在临床应用于镇静降逆，以生者为宜，作用止血收敛以煅用为佳。现代药理研究表明，赭石既有收敛保护胃肠黏膜作用，并能促进红细胞及血红蛋白的新生，又具有中枢镇静作用。

赭石除药用外，还可用作颜料或者染料。赤铁矿遍布各地，是原始民在自然的居住环境中简单易得的矿物，赭石是我国古代最早使用的矿物染料。距今约五万年到十几万年前，山顶洞人已经开始使用赭石作为红色矿物颜料。约在五六千年以前的新石器时期，居住在黄河流域的人民，用赭石等在躯体上涂绘各种花纹图案，除对野兽起恐吓作用外，也作为氏族间相互区别的标志。1963 年，江苏邳县大墩子新石器时代遗址中出土了五块赭石，赭石表面上还有研磨过的痕迹，表明先民已经较多地利用矿物颜料。中国古代的墓穴装饰、敦煌石窟的壁画上都大量使用了赭石。同时，赭石也是中国画中不可或缺的颜料。

赭石还可以用来染衣，所染得色泽称为赭色，在古代早期象征低贱，是囚衣所用色，称为"赭衣"，代指囚犯。到五代时期，赭色的含义有所改变，褐红色成为将士的战袍色泽，到了唐高宗时，一度被选为皇帝的专用色。赭色因为近似血色，古人又以赭石涂面祭祀，称为"赭面"。赭又可指代脸色，比如《诗经·国风·邶风·简兮》"赫如渥赭，公言锡爵"，是说"他的脸红如赭色，公说，赐他一杯酒"。古代本草中，也记载了赭石染色的应用，如唐《新修本草》记载"其赤者，亦如鸡冠且润泽，上人惟采以丹楹柱"，宋《本草图经》记载"今人以涂牛角"，《本草纲目》记载"研之作朱色，可点书，又可罨金益色赤"。可见赭石在古代的染色应用极广。

产于代郡，色泽赭红，重镇沉降，染药两用，赭石以其独特的矿物性状，成为古代应用最广的矿物颜（染）料之一，也由于重镇降逆的药物特性成为重镇潜阳、降逆止呃的要药，至今仍为常用矿物药之一。

（冯林敏）

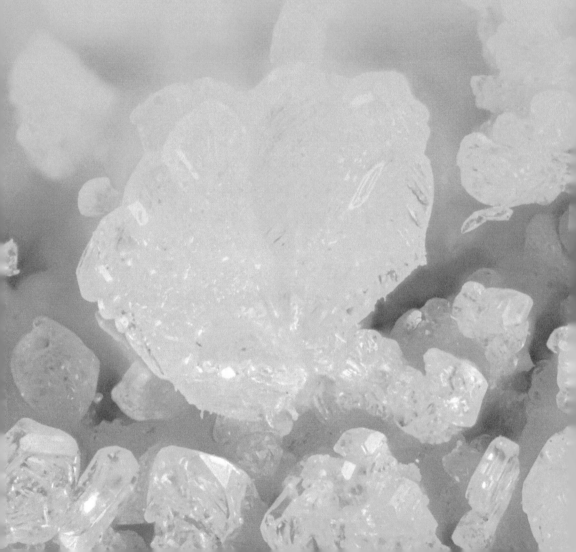

火中之精

硫黄

在印度尼西亚东部有一座著名的活火山——卡瓦伊真火山，其中有一个宽约 1 公里的火山口湖，以富含硫黄而著称，高纯度液态硫黄燃烧会发出的蓝色火焰，宛如"地狱之火"，每年都吸引大量游客慕名前来参观，成为是世界著名旅游景点。这些液态硫黄冷却后就形成天然硫黄块，经开采后运到我国就成为中药硫黄。

硫黄，以"石流黄"为名首载于《神农本草经》，列为中品。《吴普本草》首次称其为"硫黄"，《中华人民共和国药典》以"硫黄"为正名收载，旧时"黄"也常写作"磺"字。古代本草学著作或曰硫黄，或曰石硫黄、水流黄、土硫黄、石留黄、舶上硫黄，等等，名称繁多，不一而足，皆因硫黄的产地、颜色、形状不同而来。硫黄常由火山作用而产生，故常见于温泉、喷泉、火山口附近。十九畏歌曰"硫黄原是火中精"，就是源于此。硫黄也作"流黄"，即是其性质通流，加热能化流为水。"石硫黄""水硫黄""土硫黄"则与其产生环境与原因有关。

《本草纲目》也记载了硫黄的产生情况，云："凡产石硫黄之处，必有温泉，作硫黄气。《魏书》云：悦般有火山，山旁石皆焦熔，流地数十里乃凝坚，即石硫黄也。张华《博物志》云：西域硫黄出且弥山。去高昌八百里，有山高数十丈，昼则孔中状如烟，夜则如灯光。"由此可见，古人对硫黄的产生情况已有了清晰的了解。

在中药综合展厅陈列有硫黄的各类标本若干件，如自然硫、天生黄、自然硫晶体等。

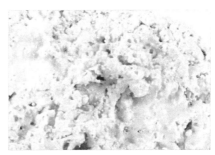

自然硫及其局部放大图

自然硫为硫黄的矿物名称，即文献中的石硫黄、土硫黄等。其采挖后经加热溶化，除去杂质后冷却凝固形成的不规则块状。呈黄色，略带绿色，表面不平坦，有脂肪样光泽，上有多数小孔。用手紧握置于耳旁，可听到轻微的爆裂声。

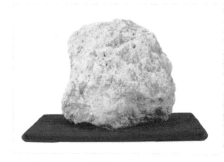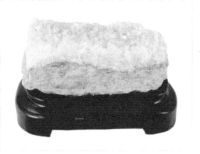

硫黄   天生黄

天生黄为含硫温泉自然生化凝结而成的天然升华硫，含硫纯度高。其颜色为淡黄色、呈大小不等的颗粒状，有玻璃样光泽。赵学敏在《本草纲目拾遗》中记载"浪穷东城外五里，有温泉焉。乃昆明海洱之委也……泉底产硫黄，水热如汤……温泉注其内，其气熏蒸，上浮于石，沾濡流浃，如垂乳然，积时既久，质渐坚，堆聚岩下，玲珑"。

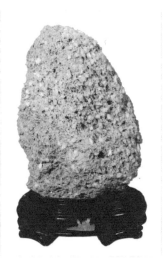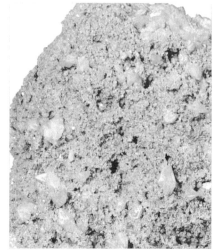

自然硫晶体及其局部放大图

最为珍贵的标本当属自然硫晶体，一般是液态硫黄由火山裂隙口喷发气化成细小的微粒，经过升化作用冷却后在裂隙口及其低洼处形成，在自然界中比较少见。展厅展出的自然硫晶体与石灰岩共存，晶体呈双锥状晶形，有金刚光泽，加上黄亮鲜艳的硫黄色，与基岩形成鲜明反差，具有较好的观赏性，价钱也异常昂贵。

天然采集的天然硫一般需经过净制才可入药。现可采用溶剂法、蒸馏法、溶解法、升华法等方法精制，含硫不得少于98.5%。入药之前还要再进行炮制，多采用豆腐炮制法，即取净硫黄块与豆腐同煮，至豆腐显黑绿色时，取出漂净，阴干即得。豆腐炮制硫黄始于明代楼英著《医学纲目》（1565年），《中国药典》收载的即为此法。自古以来都认为硫黄有毒，其毒性可能与含砷量有关，生品比经豆腐炮制者的含砷量大8～15倍，可见豆腐炮制起到了非常好的减毒作用。

硫黄属于较少用中药，临床复方中极少用，多为外用之品。有杀虫疗疮之功，主治疥癣、湿疹、皮肤瘙痒皮脂溢性皮炎、神经性皮炎、黄水疮等，是现今中医外科的常用药之一。市场上亦有硫黄软膏、硫黄乳、硫黄皂等商品，含硫温泉也受大众追捧。

因硫黄燃烧后产生的二氧化硫可以杀虫，故中药产地、市场经常用硫黄点燃来熏蒸药材（简称硫熏），不仅可杀虫，还可使药材色泽漂亮，便于干燥等。但如此做会使药材气味变酸、遮掩败色，残留的硫黄还会伤害身体，因此，我国对中药硫熏已进行了严格的管理与控制，如《中国药典》已对山药、天冬、天花粉、天麻、牛膝、白芍、党参、粉葛等中药的二氧化硫残留量进行了严格限制。

秉纯阳火石之精气而结成，性质通流，色赋中黄，秉纯阳之精，赋大热之性，能补命门真火不足，且疏利大肠，盖亦救危妙药也，李时珍如是说。

（冯林敏）

鸳鸯矿物

雄黄与雌黄

在博物馆的矿物药专柜中，有一件比较大的矿石很吸引眼球，它表面是橘红色的，从切面或断面来看，橘红色的表面下方则是明黄色的，这块矿石就是我们今天的主角——雄黄与雌黄的复合体。

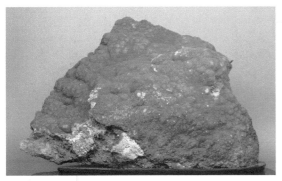

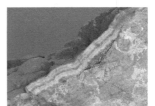

复合体断面

雌黄雄黄复合体

矿物表面橘红色的是雄黄，雄黄是一种单斜晶系矿石，主要化学成分为硫化砷（As_2S_2），含砷量可达 70%。雄黄矿的颜色鲜艳，为橘红色，民间有"鸡冠石"的雅称。雄黄的晶体通常为呈柱状、短柱状或针状，红艳透明，有光泽，好似红宝石，雄黄晶体在清代曾被能工巧匠制成工艺品，供达官显贵把玩、陈设。然其质地松脆，硬度仅为 1.5 ~ 2.0，稍不留神，晶体就会破碎。再者，雄黄很不稳定，长时间受光照射后会直接转变成雌黄，晶体表面会有一层红黄色粉末。

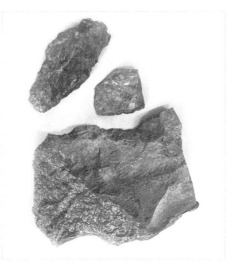

雄黄原矿石

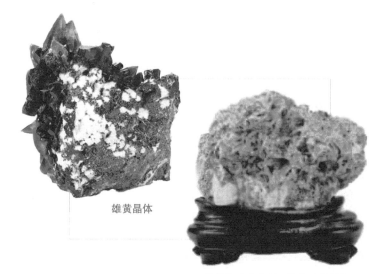

雄黄晶体

雄黄晶体（表面已转化为雌黄）

　　橘红色的表面下方是厚厚的一层黄色，那便是雌黄。雌黄与雄黄一样都属于单斜晶系矿石，主要成分是三硫化二砷（As_2S_3），含砷量为61%。雌黄的颜色比雄黄浅，柠檬黄色，晶体常呈柱状或板片状，颜色往往是棕黄色（有杂质存在）。

　　雄黄与雌黄虽然是两种不同的矿物，但物理性质相似，成因相同，都形成于低温热液（一般为 50 ~ 200℃）矿脉中，是热液硫化物与含砷矿物发生反应的产物，也可形成于火山周围及温泉中。两者经常共生在一起，形影不离，犹如一对"你若不离不弃，我必生死相依"的"忠贞夫妻"，故被称为"鸳鸯矿物"。有雄黄矿的地方，肯定能找到雌黄；有雌黄矿的地方，也一定能看到雄黄，只是孰多孰少罢了。

　　雄黄、雌黄都可入药，同在《神农本草经》中以中品收载，且具有相似的功效，均可解毒杀虫，燥湿祛痰，截疟，主要用于治疗痈肿疔疮、蛇虫咬伤、虫积腹痛、惊痫、疟疾等。由于雄黄的药效更为显著，故医家多选雄黄入药，药典中也只收载了雄黄。雌黄则在矿物颜料中大显身手。

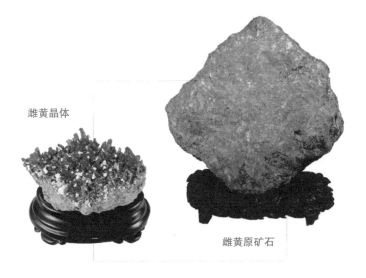

雌黄晶体

雌黄原矿石

大多数矿物药为了使质地松脆、易于粉碎及充分发挥疗效，都需要煅烧炮制后入药，但使用雄黄或雌黄时，一定要注意并强调一点，那就是"勿煅烧"。因为雄黄、雌黄都是砷的硫化物，若进行煅烧的话，就会氧化变成白色的三氧化二砷，即剧毒的砒霜，砒霜的成人中毒量为 10 ~ 15 毫克，敏感者 20 毫克即可致死。这也是专家们提议端午节不要饮用"雄黄酒"的原因。

"饮了雄黄酒，病魔都远走"。古时人们发现用少量雄黄粉泡出来的酒，具有杀菌、驱除五毒（蛇、蝎子、蜈蚣、壁虎、蟾蜍）的作用。于是，在"毒月毒日"的端午节就形成了喝雄黄酒来驱妖、避邪、祛毒的民俗。关于雄黄杀五毒的故事，大家最熟悉的便是神话故事《白蛇传》，白娘子因为误饮了雄黄酒而现出蛇形吓死许仙。雄黄确实有驱虫杀虫的功效，我们把雄黄酒洒在庭院屋角，以驱邪辟虫，毫无问题。然而，我们不能确定雄黄中是否含有砒霜，雄黄在加热或长时间暴晒的情况下，是可以转化为砒霜的，因此，喝"雄黄酒"很可能是在喝"砒霜酒"，这种风险大家还是远离为妙。

再说雌黄，雌黄是中外古今颜色史上渊源久远的黄色矿物颜料，是古希腊与古罗马常用的黄色颜料；也是古窟彩壁画（如敦煌壁画）重要颜料之一。好的矿物颜料色调纯正，质地细腻，颜色经久不褪，历经千年依旧光亮如初，兴许这就是矿物颜料的魅力所在。

雌黄除作为颜料外，在古代还充当了"涂改液"的角色。中国古代的书写用纸多为黄色，与雌黄之色相近，如果写错字，就可以用雌黄将错字涂抹覆盖，其错字处就"还原"成无字的黄纸，又可以在其上重写了。又因为雌黄有毒，还可防虫蛀霉变，所以受到文人墨客的青睐，成为笔墨纸砚文房四宝之外的又一瑰宝。正如沈括在《梦溪笔谈·故事》中称："馆阁新书净本有误处，以雌黄涂之……唯雌黄一漫则灭，仍久而不脱。"可见，雌黄已是当时文房中的常用之物了。

正因为雌黄有"消字纠错"功能，后来就被引申为"随意更改、胡说八道"之义，由此产生了大家熟悉的一个成语——信口雌黄。"信口雌黄"是用以比喻不顾事实，随口乱说或妄作评论，典出西晋名士王衍所为。王衍当时沉溺于玄学清谈，经常与友人谈玄论道，侃侃而谈，却又前后矛盾，漏洞百出，有人质疑时，他随口更改，随心所欲，于是人们说他"口中雌黄"。此语后来演变为"信口雌黄"。

雄黄、雌黄等矿物药是中药的三大来源之一，在中医药学的发展上有其独特的作用，但这些矿物又是大自然赐予的不可再生的资源，因此，一定要平衡好资源保护和可持续利用的关系，让这些的矿物体现其最大的价值。

（卢颖）

石膏

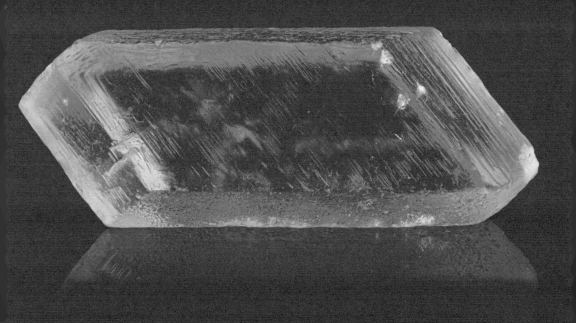

　　青龙、白虎、朱雀、玄武，是中国神话中的四方之神灵，又称四象，分别代表东、西、南、北四个方向，是古代天文学二十八星宿依照其四方形象而命名的。后来古人又将其与阴阳、五行、五方、五色相配，故有东方青龙、西方白虎、南方朱雀、北方玄武之说。在中医药发展过程中，一些医家借用四象名号创立了一些著名的中药方剂，《伤寒论》中小青龙汤、真武汤和白虎汤的命名便源于此。

　　其中，白虎汤用于治疗阳明实热证。白虎为西方之神，主金，色白，通于肺。虎为百兽之长，征战之神，杀伐果断。白虎汤治疗气分热盛之证，虎啸风生，清热津生，历代中医奉它为解热退烧的经典名方。方歌曰"白虎汤用石膏偎，知母甘草粳米陪，亦有加入人参者，躁烦热渴舌生苔"，方中将石膏用为君药。石膏辛甘大寒，主入肺胃气分，善清阳明气分大热，清热而不伤阴，并能止渴除烦，是清泻肺胃气分实热的要药。白虎汤以石膏为君，又因石膏色白，属金，其清热之功甚著，入肺胃二经，以西方白虎与其相喻，故有"白虎"之名。

　　石膏为硫酸盐类石膏族矿物，主要成分是含水硫酸钙（$CaSO_4 \cdot 2H_2O$）。其始载于《神农本草经》，列为中品。金元四大家之一朱震亨称"本草药之命名，多有意义，或以色，或以形，或以气，或以质，或以味，或以能，或以时是也……火煅细研醋调，封丹灶，其固密甚于脂膏。此盖兼质与能而得名，正与石脂同意"，这也是"石膏"两字的含义。《名医别录》称为细石、细理石，《本草纲目》释其名曰"其文理细密，故名细理石。其性大寒如水，故名寒水石"。又因其"松软易碎，烧之即白烂如粉"，故又名软石膏。

　　在中药综合展厅矿物药展区，石膏标本陈列有多份，如硬石膏、透石膏、纤维石膏、红石膏等。其中，纤维石膏目前多选作药用石膏，杂质含量少。其呈现为纤维状集合体，长块状或板块状，白色（或含杂质而染成灰白色、浅红色、浅黄色等），上下面较平坦，纵面称纵向纤维状纹理，具绢丝样光泽。体重，但质软、硬度较低，仅有 1.5～2，用指甲可刻划留痕。入药选取纤维石膏，除去泥土砂石，打碎即可。以块大、色白、纵面纤维状、有光泽、无杂石者为佳。

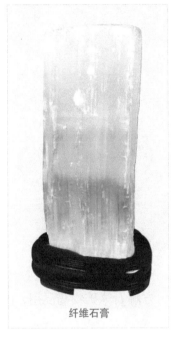

纤维石膏

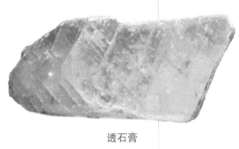

透石膏

透石膏为半透明状，具玻璃样光泽，又称为"透明石膏"或"明石膏"。主要成分与纤维石膏相同，杂质较少，质量也佳，但仅在山东、宁夏等个别地区使用。硬石膏为硫酸盐类矿物硬石膏的矿石，主成分为不含结晶水的硫酸钙（$CaSO_4$），常为不规则的块状、柱状、纤维状集合体。其表面呈白色、灰白色，微带浅蓝或浅红色，质硬（硬度 $3 \sim 3.5$），砸之较难破裂，闭管中加热试验时无水珠生成，一般不作药用。

自然环境下，石膏主要是盐湖中化学沉积作用形成，如在气候干燥地区的内海或湖盆地，由于水分大量蒸发，卤水浓度较高，最先从溶液中沉淀出硬石膏，随着卤水浓度继续增加再沉淀出石膏，而后沉淀盐岩等，故石膏常与硬石膏、盐岩等矿物共生。也可由硬石膏水化而成，硬石膏层在近地表部分，由于外部压力减低，受地表水作用，而转变为石膏（$CaSO_4 + H_2O \rightarrow CaSO_4 \cdot 2H_2O$）。

在石膏的应用历史上，石膏商品有软、硬两种，元明时期以后，只用软石膏一种，即现今石膏，"白泽""细理莹白""细文短密，宛若束针"是传统的品质描述。

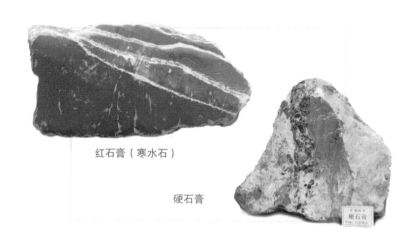

红石膏（寒水石）

硬石膏

同时，古代医家又常将石膏与寒水石、方解石等矿物药混用，比如李时珍因石膏性大寒如水，故释名寒水石。寒水石近代有南寒水石与北寒水石之分，南方所用寒水石为方解石（主含碳酸钙），北方以白色、灰白色、浅粉色、浅黄色、块小、棱角明显的纤维石膏作寒水石，而且以色粉红者居多，习称红石膏（主要为 $CaSO_4 \cdot 2H_2O$，含少量 Fe、Al 等杂质），这也说明石膏仍存在着一物二用的现象。同时方解石由于其集合体形态不同，呈致密块状者作为中药矿物药（南）寒水石，呈钟乳状者又作为中药矿物药钟乳石，也存在着一物多用的情况。因此，使用中药石膏时应特别关注其来源问题。

临床入药，石膏分生石膏和煅石膏。生石膏一般内服，入煎剂，用前宜打碎成粗粉，并先煎，可清热泻火，除烦止渴。煅石膏为石膏的炮制品，经煅烧后失去结晶水，主要成分是硫酸钙（$CaSO_4$），为白色的粉末状，不透明，体轻质软，一般外用，有敛疮生肌、收湿、止血等作用，常用来治疗溃疡不敛、湿疹瘙痒、水火烫伤、外伤出血等。

因煅石膏（又名熟石膏）与水结合后可再硬固，在现代骨伤外科治疗上，常应采用石膏固定术。上文提到的医家朱震亨所说的"火煅细研醋调，封丹灶，其固密甚于脂膏"，道理亦是此。

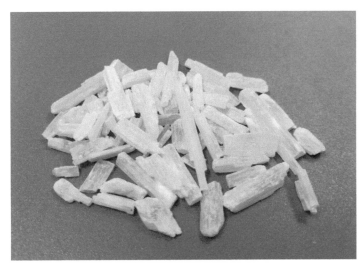

石膏饮片

在生活中石膏还可用作豆腐的成型剂，李时珍曾记载"今人以石膏收豆腐"，可见石膏点豆腐由来已久。石膏外形美观，还可打磨成保健枕头，唐代有古诗《石膏枕》赞曰"表里通明不假雕，冷于春雪白于瑶。朝来送在凉床上，只怕风吹日炙销"。石膏以其独特的使用价值在历史上留下了浓墨重彩的一笔。

（冯林敏）

名不符实

自然铜

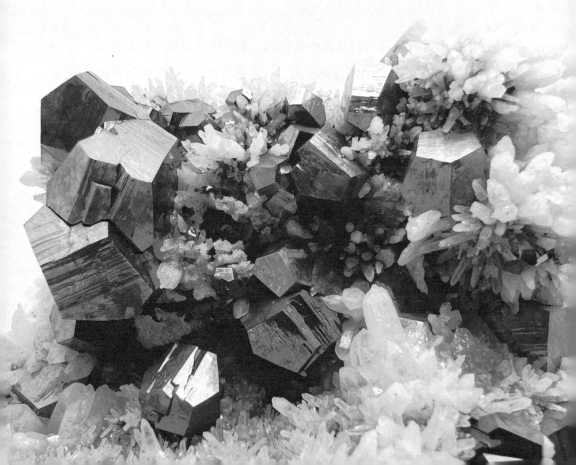

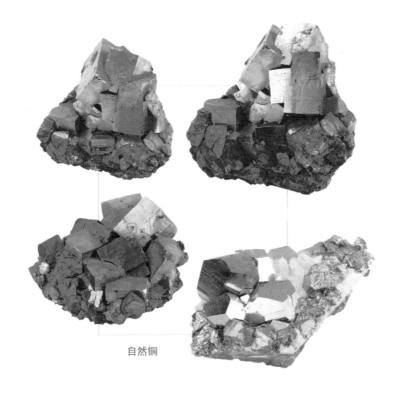

自然铜

这是博物馆的矿物药标本——自然铜。听到这个药名，您想到了什么？您一定会认为这肯定是含铜的矿物！确实，自然铜这个药名让人自然而然地联想到铜，可实际这味药物跟铜毫无关系。

中药自然铜源自硫化物类矿物黄铁矿族黄铁矿。黄铁矿是一种非常常见的矿物，主要成分为二硫化亚铁（FeS_2），多由火山沉积和火山热液作用形成，存在于各种岩石和矿石中。黄铁矿的天然形状十分奇特，像是被人工精心切割打磨过一样，呈四四方方的立方体，有些还很巧妙地黏合在一起，仿佛奇石一般，令人惊叹！缘由是黄铁矿属于等轴晶系，等轴晶系的三个轴长度一样，且相互垂直，对称性最强。所以，这个晶系的晶体通常是方块状或几何球状。正因如此，黄铁矿除了常见的立方体形状，还可见到八面体、五角十二面体等。

黄铁矿除了形状奇特，它还具有金色的闪亮光泽，由于其金黄的外表，往往会被人们误认为是金子，于是黄铁矿有了"愚人金"的绰号。

我们的古人也正是依据其外表颜色，而给予其"自然铜"的称呼，并沿用至今。此说法可从宋代《开宝本草》中得到证实，其上载："自然铜，聚生邕州山岩中出铜处，于坑中及石间采得，方圆不定，其色青黄如铜，不从矿炼，故号自然铜。"因此，我们不能被它名字里的"铜"所迷惑，要清楚地认识这味名不符实的中药：自然铜不是铜！

黄铁矿在工业上是提取硫和制造硫酸的主要矿物原料，在中药中则是伤科接骨要药。

自然铜的药用始载于南北朝的《雷公炮炙论》，又名石髓铅、方块铜，有破积聚、疗折伤、续筋骨、散瘀排脓、止痛定惊之功效。为增强其功效，减少副作用，并使其质地酥脆便于入药，自然铜常采用火煅醋淬的炮制方法。火煅醋淬后的自然铜可就失去了金光闪亮的外表，但从正方形的外观我们仍能把它辨识出来。

在传统接骨方药中，自然铜的使用频率较高，有学者对《中医方剂大辞典》进行了统计，在历代冠名"接骨"两字的117首处方中，应用自然铜者占43首，使用频率达36.8%，仅次于乳香、没药。现代药理研究表明：自然铜可促进骨骼愈合，抑制肺癌骨转移以及抗真菌作用。

中药自然铜虽名不符实，但疗伤接骨的作用却千真万确。了解其缘由，探索其奥秘，这正是中医药文化博大精深的具体体现！

（卢颖）

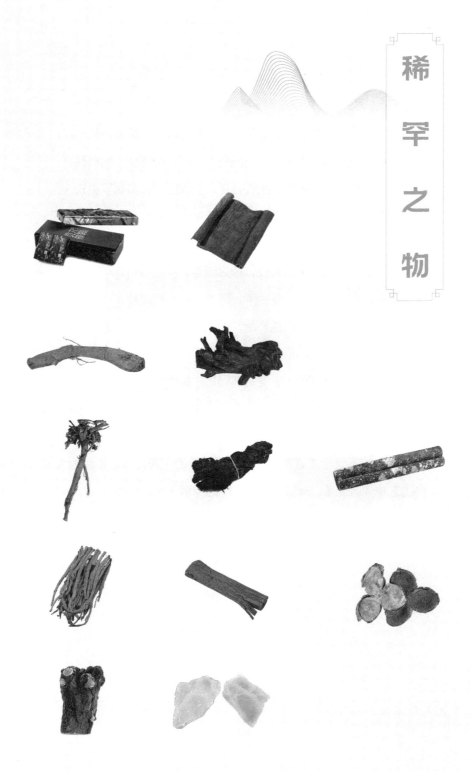

百年陈皮，制法独特，历经炮火，幸被抢救，成为稀世珍品；

九朝贡胶，纯手工制作，充满用九之道，是阿胶中的极品；

野生葛根，滁州野生，生长百年，方成巨型，实属罕见；

苦参，苦似味名，参以功名，味苦至极，形大至此，令人称奇；

野生党参，狮子盘头，横纹明显，栩栩如生；

甘草至甘至纯，大者如柱，药之国老，实至名归；

厚朴，木皮鳞皱，肉厚色紫，双卷如意，靴筒朴，一一呈现；

肉桂，板大皮厚，色红质油，香气浓郁；

苏木，苏方国来，染药并用，心纹横如紫角，木中尊色；

新疆紫草，反客为主，竟是建国后才做中药资源；

黄柏，染纸，以辟虫蠹，人人争说黄麻纸；

天然艾片，片片洁净，白莹如冰。

博物馆不乏上述这些大、真、奇、贵的中药标本，本章为大家讲述这些名虽普通，却极其罕见难得的稀罕之物。

稀世珍药

——百年陈皮

茶枝柑

博物馆中药综合展厅中陈列着一份百年陈皮。这份百年陈皮是来源于广东的新会陈皮，由陈李济独创的储藏方法所制。

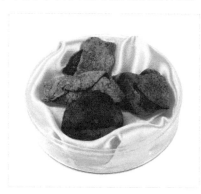

百年陈皮

陈皮是理气化痰、健脾燥湿之要药，临床广泛运用于治疗脘腹胀满、呃逆呕吐、食欲不振、咳嗽、痰多、胸闷等。提到陈皮，您可能会想，陈皮不就是橘子皮吗？实际上，陈皮药材分两类，一类是橘（*Citrus reticulata* Blanco）及其变种（如大红袍、福橘等）的果皮，药材称"陈皮"，一般需要陈化 1 ～ 3 年；一类是专指茶枝柑（*C. reticulata* 'Chachi'）（橘的变种）的果皮，药材称为"广陈皮"，又因主产于广东新会地区，故又叫"新会陈皮"，是广东三宝（陈皮、老姜、禾杆草）之一。陈皮以陈年者为贵，储藏百年者可视为稀世珍品。百年陈皮的产生，要从我国现存最古老的中药老字号之一"陈李济"说起。

相传 400 多年前，广东省南海县人李升佐在广州大南门已末牌坊脚（今北京路 194 号）经营一间中草药店。一次，李升佐在码头发现一包银两，于是日复一日在原地苦候失主，终将银两原封不动归还失主陈体全。陈体全感念李升佐的高风亮节，将失而复得的银两半数投资他的药店。两人立约"本钱各出，利益均沾，同心济世，长发其祥"，并将药店取字号为"陈李济"，寓意"存心济世"。

新会陈皮可以说是陈李济的"明星产品"。每到农历九月、十月的收柑季节，陈李济都会派人收购新会柑皮，经专人整理、烟熏、炮制，成就久煮不烂、化痰下气、功效独特的珍品陈皮。

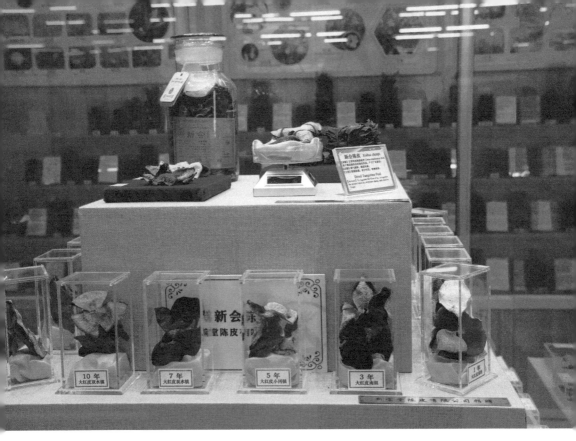

广陈皮专柜

您可能好奇，储存百年的陈皮不会变质吗？还能有药效吗？这就跟陈李济储存陈皮的工艺有关系了。

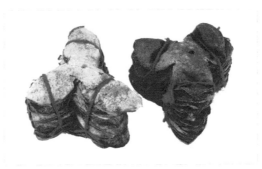

新会陈皮

入选的新会果柑一律开成三瓣，去除果肉，只留果皮，晒干后装入草席包，标明入库年号。民间储存陈皮，一般用麻绳串起来悬挂于灶台上，让陈皮在烟雾缭绕中慢慢陈化。而陈李济的果皮仓下有数口炼蜜锅，夜以继日地炼蜜泛丸，蜜糖蒸气长年累月透过楼板，徐徐渗入陈皮之中。久而久之，陈皮外表色如檀香木，内附一层松化又不易脱落的粉末，体轻而气味清香，百年而无虫霉之变。

1938 年 6 月 6 日，日军侵略广州，陈李济老药店突遭日机轰炸，厂房瞬间起火。危急关头，老药工除抢救银仓外，另一样就是抢救陈皮，第二天就请专船将陈皮运回乡下河清，百年陈皮制作由此终止。如今，陈李济百年陈皮在全国展出只有四份，分别在陈李济中药博物馆、广州市地方志馆、新会陈皮文化博物馆以及北京中医药大学中医药博物馆。因此，北京中医药大学中医药博物馆的百年陈皮珍贵程度可见一斑。

陈李济的陈皮还被列入广东每年进奉慈禧太后的贡品，当时的达官显贵以拥有陈李济的陈皮为荣。民国时期广州大水成灾，灾民无数，陈李济将百年陈皮拿出义卖，售价与黄金售价等同，所得售款全部赈济灾民，故有"一两陈皮一两金，百年陈皮胜黄金"的说法。

现代药理研究表明，随着储存年限的增加，陈皮中的挥发油成分降低，具有抗溃疡、促进消化、缓解腹胀作用的黄酮类成分则逐渐增加，并伴随着一些有机酸和有机脂类物质的产生，从而燥性降低，功效增强，验证了古人"陈皮，陈久者良"的说法。

（韩玉）

极品阿胶

——

九朝贡胶

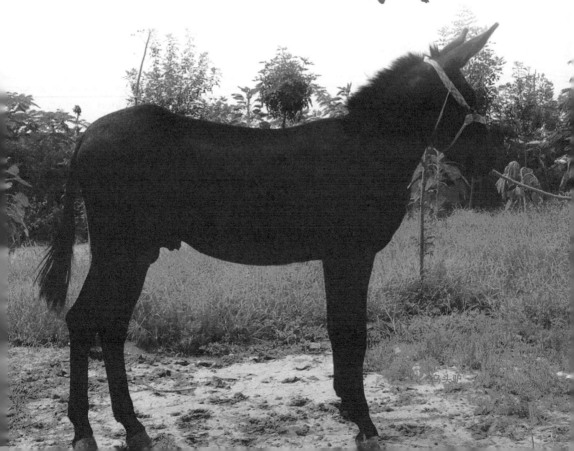

乌头驴

在博物馆中药综合展厅的动物胶专柜中，有一份标本值得我们特别关注一下，它就是山东东阿阿胶集团有限责任公司捐赠给博物馆的"九朝贡胶"。

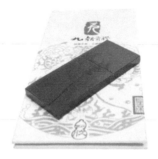

九朝贡胶

在细说"九朝贡胶"之前，我们先来了解东阿阿胶。

现在大家都知道阿胶是由驴皮熬制出来的。其实，在唐代以前，阿胶的原料是以牛皮为主的。但因为牛在古代的地位较高，是农耕的重要畜力，同时牛皮还是战争的必需，所以牛皮资源稀缺，驴是作为替代品而上位的。唐宋时代，牛皮、驴皮均可作为熬制阿胶的主要原料。明代以后，阿胶制作原料就由乌驴皮所替代。新中国成立后，阿胶的原料被驴皮所独享。《中国药典》也规定了，阿胶是马科动物驴（*Equus asinus* L.）的干燥皮或鲜皮经煎煮、浓缩制成的固体胶。

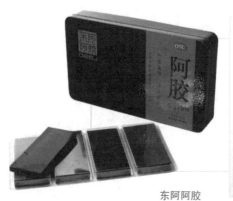
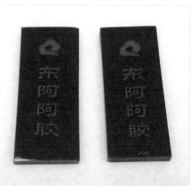

东阿阿胶

阿（ē）胶这个药名，还为大家道出了阿胶的道地产区，即山东东阿县。南朝梁陶弘景在《名医别录》中记载："出东阿，故曰阿胶也。"山东东阿出产的阿胶品质好，是由以下几个方面决定的：

1. 熬胶原料用的是黑驴皮。 李时珍在《本草纲目》中说"驴……有褐、黑、白三色，入药以黑者为良"。之所以要黑色的，与中医"黑色入肾"的五行学说有直接关系。中医认为，黑色属水，入肾经，可补益人体先天之本，因而，用黑皮驴熬制的胶滋阴补肾的功效更佳，这是东阿阿胶的独到之处。

2. 熬胶用的是东阿地下水。 北魏郦道元《水经注》称："（东阿）大城北门内，西侧皋上有大井，其巨若轮，深六七丈，岁常煮胶以贡天府，本草所谓阿胶也，故世俗有阿井之名。"宋代沈括在《梦溪笔谈》中曾说："阿井水，性趋下，清而重，取其煮胶，谓之阿胶。"阿井水实则地下水。阿井水的水源是泰山、太行山两山山脉交汇，与济河交织的一股地下潜流，经过岩石和沙泺层的过滤，带入大量矿物质和微量元素，如钙、镁、钠等。检测证实：东阿地下水的比重在 1.0036 ～ 1.0038，以此水炼胶，驴皮中的胶质与杂质易于分离，使胶质纯正，分子量小而纯度高，易被人体吸收。

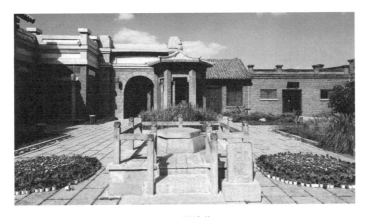

阿胶井

3. 精湛的制胶工艺。 东阿阿胶的制作，并非人们想象的那样简单，不是驴皮加水熬煮即可，实际需要经过泡皮、刮毛、焯皮、化皮、靠汁、打沫、过滤、沉淀、出胶、切胶、晾胶、翻胶、擦胶等几十道工序，历经近百天才能完成，若是完全的古法炮制，需要半年才能出胶。

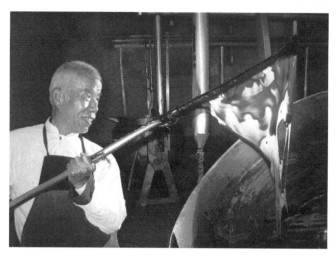

炼胶挂旗

阿胶味甘，性平，归肺、肝、肾经。具有补血滋阴，润燥，止血的功效。可用于血虚萎黄，眩晕心悸，肌痿无力，心烦不眠，虚风内动，肺燥咳嗽，劳嗽咯血，吐血尿血，便血崩漏，妊娠胎漏等的治疗，自古以来就被誉为"补血圣药"。而东阿阿胶秉承"寿人济世"的使命，怀着对品质、对健康的追求，立志做到最好，而成为闻名海内外的著名的道地药材。

下面我们就请出今天的主角"九朝贡胶"。"朝"字的读音至今还有争论，持"cháo"音观点的人们认为：九朝贡胶是东阿阿胶中的极品，是历经北魏、北周、隋、唐、宋、辽、金、明、清九个朝代进贡宫廷而得名的，应该与"九朝古都"的概念一样。而持"zhāo"音观点的人们认为，这个贡胶在熬胶这道工序中需要九天九夜方能炼就，"朝"是"天""日"的意思，正因如此，"九朝贡胶"又名"九天贡胶"。无论是哪个读音，我们从中都能体会出独特的味道！

东阿阿胶本就是道地药材，而九朝贡胶又是东阿阿胶中的极品，其独特之性表现在以下几个方面。

1. **用九之道**：九朝贡胶秉承精湛奇秘的传统炼胶技艺，擅用"九"之道，纯手工炼制。如炼胶九天九夜，九次添加阿井水，阴晾九九八十一天，九十九道工序，等等，若其中一道工序出错，则整锅阿胶就会报废。

2. **冬至时节**：东阿阿胶熬胶的日期是不固定的，准备好材料随时都可以开始熬胶。但九朝贡胶熬胶那道工序，则一定是在冬至那天开始点火炼胶。因为冬至是阴极而阳升之时，以应阿胶阴中求阳之象。

3. **子时阿井水**：九朝贡胶熬胶所用之水要求用冬至子时（夜里11点至凌晨1点）的东阿地下水。至阴之时，取至阴之水，如此熬出的胶滋阴效果最佳。

4. **桑木取火**：九朝贡胶熬胶所用的火是桑木柴火。在上古人的心目中，桑树乃是一种神树。晋代葛洪在《抱朴子》中就说道"一切仙药，不得桑煎不服，桑乃箕星之精，能助药力，除风寒痹诸痛，久服终身不患风疾故也"。明代李时珍在《本草纲目》中更是明确了桑柴火的作用，曰"桑木能利关节，养津液。得火则拔引毒气，而祛逐风寒，所以能去腐生新"。

5. **金锅银铲**：金锅、银铲、铜瓢不仅只是仪式感，更是因为此类金属物品的化学性质比较稳定，不易与胶液中的活性离子发生反应，从而可确保胶液纯净，药性不会偏移。

由此可见，九朝贡胶的炼制要集天时、地利、人和于一体，"阴阳相生聚精华，水火相济出圣药"这两句话浓缩了贡胶的炼制精华所在。由于是古法炮制和时令所限，九朝贡胶的产量不多，年产仅有3000公斤左右，市面上少有见到。

九朝贡胶的胶质晶莹，色如琥珀，纯度至极，若想一睹芳容，就来北中医博物馆吧！

（卢颖）

—葛根

调节三高的药食佳品

野葛

葛根是解肌发表、升阳止泻的常用中药，在经典古方中应用广泛，临床上常用于外感发热头痛、项背强痛等症。中医药博物馆的中药综合展厅中，收藏了一件巨型葛根标本，其长 125 厘米，直径为 34 厘米，周长 106 厘米，重 35 公斤。这件标本曾在 2018 年中国国家博物馆举办的"中医中药中国行"活动上展出。据标本的捐赠者说，这个巨型葛根产自安徽滁州，野生，百年以上，实属罕见，非常珍贵。

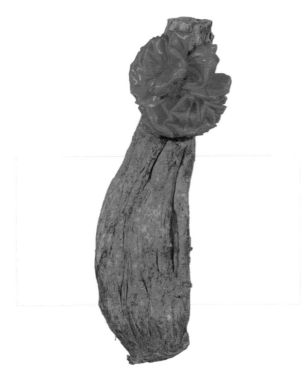

巨型葛根

葛根是豆科藤本植物野葛［*Pueraria lobate* (Willd.) Ohwi］的干燥根，多野生，我国南北各地均产。葛根始载于《神农本草经》，列为中品，"主消渴，身大热，呕吐，诸痹，起阴气，解诸毒，葛谷，主下利，十岁已上。一名鸡齐根。生川谷。"在山区常能见到漫山遍野的野葛，其中点缀排成圆锥花序的紫红色蝶型花，甚是喜人。地下部分相对发达，在多年的生长中，根能扎到两米的深处。深秋的时候，山民挖来它的根块，洗净，切成片状，用铁锤砸碎，用水反复清洗，用白布过滤，浆渣分离。将浆水沉淀，把沉淀物捏成一个圆圆的饼状物，最后阴干水分。这样做成的类似于淀粉的葛根粉，是农家清火去燥的佳品。

明清时期，葛根出现家种和野生之分。《本草纲目》载："葛有野生，有家种，其蔓延长，取治可作绤绤（葛布衣服），其根外紫内白，长者七八尺。其叶有三尖，如枫叶而长，面青背淡。"但李时珍描述的植物为野葛的同属植物——甘葛藤。至清《植物名图考》明确记载有"种生野生两种"，并附图葛一、葛二，正式指出葛根有两个来源：野葛［*Pueraria lobata*（Willd.）Ohwi］和甘葛藤（*P. thomsonii* Benth.）。来源于野葛的葛根纤维性较强，习称为"柴葛"，多野生。来源于甘葛藤的根由于粉性强，称"粉葛"，两者都是葛根的入药正品。粉葛多栽培，主产于广西、广东，其新鲜根是中国南方一些省区的常食蔬菜，又称葛薯，甘凉可口，日常生活中，可用新鲜粉葛煲汤、做菜，或使用葛粉制作葛粉饭、葛粉粥，桂花葛粉粥等。

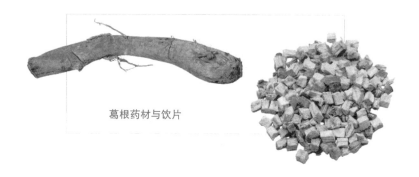

葛根药材与饮片

葛根具有解肌退热、生津止渴、透疹、升阳止泻的功效，常用于外感发热头痛、高血压颈项强痛、消渴、麻疹不透、热痢、泄泻等症。葛根中除含有淀粉外，另含有约12%的异黄酮，其中葛根素便是主要的有效成分。现代药理研究表明，异黄酮类成分在保肝护肝、防治心脑血管疾病、降低三高、改善微循环、抗衰老等方面功效显著，所以，葛根是一个调节三高的药食佳品。粉葛中葛根素含量远低于野葛，2005年版《中国药典》已将葛根和粉葛作为两种药分别收载，并规定野葛中葛根素含量不低于2.4%，甘葛藤则不低于0.3%。

葛根和粉葛颜色上一灰一白，质地上一个纤维性强，一个粉性强，由此可加以区别使用。功效上，葛根偏重于解肌发表，升阳止泻，善解项背肌肉拘急挛痛，而粉葛则清热除烦、生津止渴之力强于葛根，常用于治疗消渴病，以祛肺胃之热、润肺胃之燥。

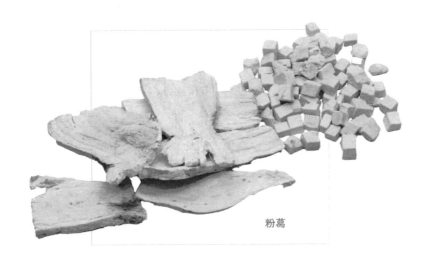

粉葛

葛全身都是宝，古代应用甚广。其茎皮纤维可供织布和造纸用，葛粉用于解酒，葛本身还是一种良好的水土保持植物。目前市场上开发出的主要葛产品有葛根、葛藤、葛花、葛叶、葛谷（种子）、葛虫（葛藤上虫，可食用）、葛粉、葛渣（提取葛粉后的渣滓）、葛饮料等，并由我国卫生部认定为药食两用的山地植物，以葛根为原料的保健食品已高达五百余种，药用、食用价值很高。

（韩玉）

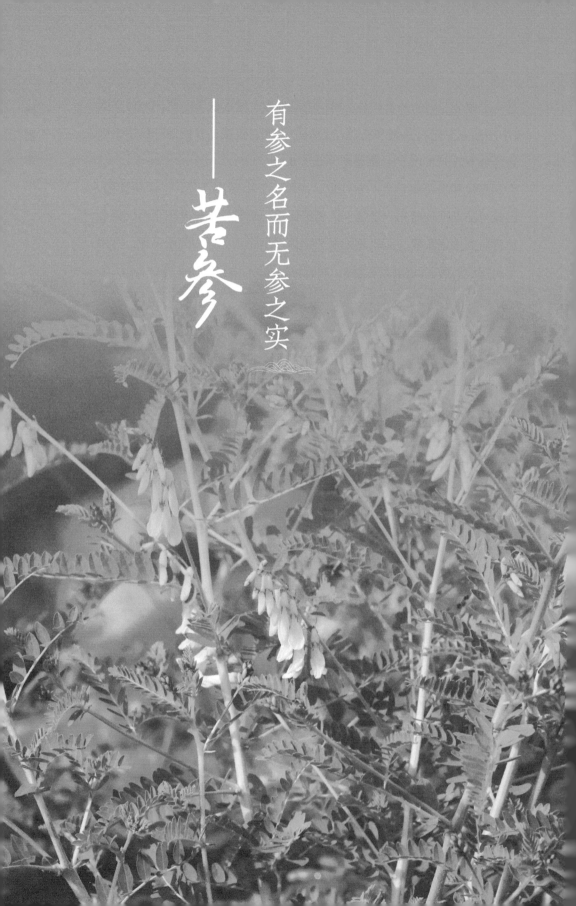

苦参

——有参之名而无参之实

中医药博物馆的中药综合展厅，有一件大型苦参标本，观众每每驻足，都不由啧啧称奇：这么大的苦参，还是第一次见！这件苦参标本应该倒过来看，圆柱形的部分是根，是埋在地下的部位，而粗壮有分支的部分是根状茎，是连接根部与地上茎叶的部位。其表皮呈黄棕色，总长50厘米，直径最粗处达4厘米，外皮破裂反卷，皮部与木部分层明显，断面有放射状菊花心纹理，是罕见的大型野生苦参。

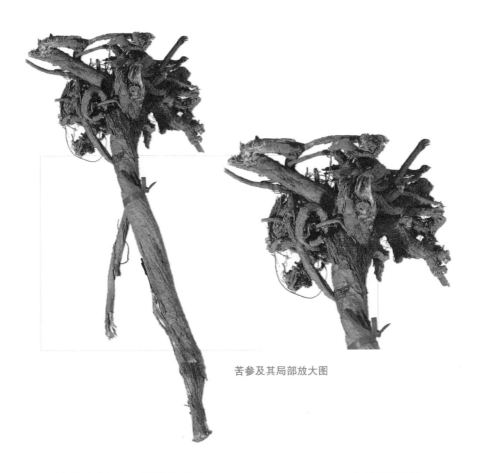

苦参及其局部放大图

苦参来源于豆科植物苦参（*Sophora flavescens* Ait.）的干燥根，始载于《神农本草经》，列为中品。《名医别录》记载："一名地槐，一名菀槐，一名骄槐……生汝南及田野。"《大观本草》引陶弘景之言："今出近道，处处有，叶极似槐树，故有槐名。花黄，子作荚，根味至苦恶。"

古人已发现苦参的小叶似槐树，开黄色的花，根味道极苦，可以入药。

人们印象中，名字中带有"参"的中药，往往都有甜味，有补益的作用，如人参、党参、北沙参、太子参等。而苦参是一个有参之名而无参之实的中药。《神农本草经》中谓其主"心腹结气，癥瘕积聚，黄疸，尿有余沥，逐水，除痈肿，补中，明目止泪"。后世对其认识，大多从味苦性寒，清火燥湿驱邪立论。如《名医别录》谓其"利九窍除伏热肠澼……小便黄赤，疗恶疮，下部，平胃气，令人嗜食"。《药性论》认为其"治热毒风皮肌烦躁生疮，赤癞眉脱，主除大热嗜睡，治腹中冷痛，中恶腹痛"。《本草正义》更为明确地指出苦参的性味特点："苦参大苦大寒，退热降泄，荡涤湿火，其功效与黄芩、黄连、龙胆草皆相近，而苦参之苦愈甚其燥尤烈，故能杀湿热所生之虫，较之芩、连力量益烈。"这么说来，苦参并没有补虚作用，不是补气的参，而是祛湿热的参。其实，《本草纲目》中记载了苦参名称的由来："苦似味名，参以功名，槐似叶形名也。"参有功参天地、功效显著的意思，苦参的参便是此意。

苦参具有很好的清热燥湿、杀虫、利尿的作用。苦参味极苦，苦味愈甚，清热燥湿、杀虫止痒功效越强，常用于治疗湿热导致的带下证及皮肤问题。对于皮肤的疥虫、疥癣，还有湿热引起的湿疹湿疮、荨麻疹、皮肤瘙痒，可单用苦参煎水外洗，或与黄柏、蛇床子煎水外洗。也可煎汤服用治疗湿热带下、阴肿阴痒等。

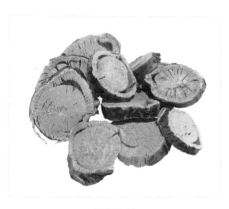

苦参饮片

苦参入胃、肠经，也可治胃肠湿热所致泄泻、痢疾，可单用或与木香配伍，如香参丸。治湿热灼伤肠络，肠风便血、痔漏出血，可与地黄配伍，如苦参地黄丸。若治湿热蕴蒸之黄疸，可与茵陈、栀子、龙胆草配伍，以增强清热利湿退黄之功。

在《史记·扁鹊仓公列传》中还记载了西汉初期名医淳于意用苦参治疗牙疼的故事。淳于意曾任齐太仓令，人称仓公，其精于医道，治病多验。有一次，齐国有个大夫因为龋齿而牙疼，淳于意看了后，灸其左手阳明脉经，随即开出苦参汤，让其将苦参煎汤来漱口，每日漱三升水，约五六大碗，不出五六日，大夫牙疼的病就好了。以苦参水漱口是古代口腔保健的一种重要方法。

但是苦参性苦寒，脾胃虚寒者慎用。宋代科学家沈括在《梦溪笔谈》中就记载了他用苦参水漱口的不良反应："苦腰重，久坐不能行，有一将佐曰，此乃病齿数年，用苦参揩齿，其气味入齿伤肾所致也。后有太常少卿昭亮亦用苦参揩齿，岁久亦病腰。自后悉不用之，腰疾皆愈。"这是沈括记载苦参有伤肾之弊的一则笔记，当时"此皆方书不载者"，说明在此之前苦参漱口的这一不良反应还没有引起重视。直至清代张璐的《本经逢原》才有"年高之人不可用也，久服苦参多致腰重"的记载。可见以苦参漱口亦应辨证而用。

（韩玉　冯林敏）

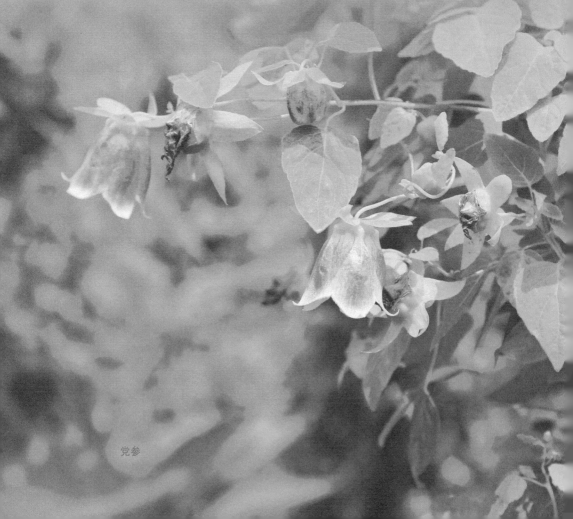

效似人参的补气药

——党参

党参

在博物馆保色浸渍植物标本展区，有一瓶标本十分抢眼。大家看，是不是很像一个人？难道是人参？不是，这是一棵野生的党参！这个标本能呈现在博物馆里，归功于博物馆老师的一次郊游。

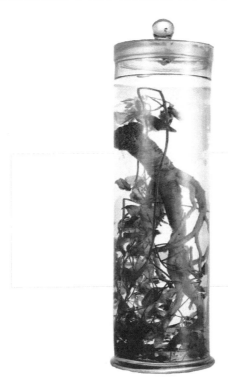

党参浸渍标本

那是 2002 年的暑假，博物馆中药部的马泽新老师随家人来到北京昌平区白羊沟游玩。博物馆老师外出都有这样的习惯，那就是眼睛特别爱盯着周边的植物，并喜欢给植物拍照。忽然，马老师发现了一棵党参，其藤长得十分茂盛，于是找到老乡家借来铁锹和镐头，小心翼翼地挖起来。根头露出来了，好粗呀！直径有 5～6 厘米。根据经验，这么粗的党参至少生长了 20 年以上（栽培 3～4 年的党参，直径一般在 1～2 厘米）。马老师更加谨慎细心地采挖，就这样，一棵完整粗壮的野生党参出现了。采挖出来后，马老师立刻将其带回学校进行保色保鲜处理。就这样，20 年过去了，这棵党参依旧鲜活，骄傲地向大家展示着它的丰采。

党参是桔梗科植物党参属党参［*Codonopsis pilosula*（Franch.）Nannf.］、素花党参［*C. pilosula* Nannf. var. *modesta*（Nannf.）L.T.Shen］或川党参（*C. tangshen* Oliv.）的多年生草质缠绕藤本植物，多生长于山地的灌木丛中及林木边缘，分布于我国东北及河北、河南、山西、陕西、甘肃、内蒙古、青海等地。当你把这个植物的茎叶折断，会发现有白色乳汁从折断处渗出。党参的根是长圆柱形，较少有分枝，茎缠绕，黄绿色的花钟形，像一个个小铃铛挂在藤上。

党参以根入药，药材性状的最大特点就是具有"狮子盘头芦"，即根的头部有多数突起的茎痕和芽痕，膨大成蜂窝状，形似舞狮头上的装饰。此外，根头下方 1 ～ 3 厘米会有横环纹。党参自身带有一股特殊香气，尝之味甜。

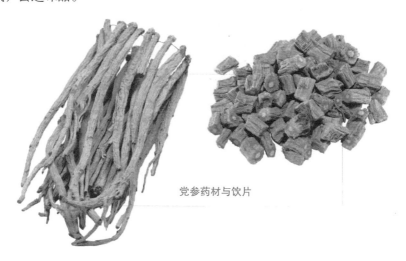

党参药材与饮片

为何叫"党参"？下面的传说故事将告诉您答案。

传说吕洞宾和铁拐李二位神仙从中原来到太行山云游，忽见一头山猪在一山坡上乱拱。二仙上前去看个究竟，原来土里长着一种似豆秧的东西。铁拐李挖出根，把它放在口中，边嚼边跟着吕洞宾赶路。走过一程，吕洞宾已气喘吁吁，而铁拐李却神情如常，紧紧跟随。后遇一樵夫得知，铁拐李吃的是一种神草。这神草是古时上党郡的一户人家发现的。那户人家每晚都隐约听到人的呼叫声，后随声寻觅，在离家不远的地方，有一株形体和人相似的不平常植物，因出在上党郡，所以，把这神草起名叫"党参"。

上党郡在隋代时改称潞州，就是现山西长治一带，其出产的党参质量最优，又被称为上党参、潞党参，是著名的道地药材。

其实，古时上党郡还是人参的原产地，上党人参一直作为上品进贡朝廷。由于采挖过度，又加上后来山西五台山一带的森林被大量砍伐，生态环境惨遭破坏，所以到了明代后期，上党人参就在上党等地区绝迹了。党参就成为了人参的替代品。或许，传说中铁拐李吃的神草就是上党人参！

党参是常用的补气药。中医认为，党参味甘、性平，归脾、肺经，可补中益气、健脾益肺，常用于脾肺虚弱、气短心悸、食少便溏、喘虚咳嗽、内热消渴等症的治疗。现代药理研究表明，党参含有多糖、酚类、甾醇、挥发油、多种人体必需氨基酸、黄芩素葡萄糖苷、皂苷、微量生物碱、微量元素等化学成分，具有调节血糖，促进造血功能，降压，抗缺氧，耐疲劳，增强机体免疫力，调节胃肠收缩及抗溃疡等多种作用。此外，对放疗或化疗引起的白细胞下降亦有提升作用。

党参的补气功效与人参相似，虽药力不及，但是党参有量多价廉的优势，所以，古人常用党参来取代人参，去治疗一些气虚轻症和慢性病患者。正因为党参的药力平和，价格低廉，且为药食两用之品，所以，更适用于日常保健。脾肺虚弱的人日常生活中可适当用党参煲汤、泡酒、茶饮等，党参的日常保健量为5～10克。

下面介绍几个党参的药膳方，仅供参考。

1.党参红枣茶：党参15～30克，大枣5～10枚。煎汤，代茶饮。连饮4～6天。此茶饮可健脾补血，对病后体弱、贫血、心悸、脾虚气短，四肢无力者有益。

2. 党参滋补膏：党参 200 克，蜂蜜适量。将洗净的党参放在砂锅内，放水 400 毫升浸泡 1 小时，然后用文火煎煮。每次煮半小时，取出药汁，冷却后加水再煮，如此反复煎煮四次，将四次药汁混合，再加热浓缩，待药汁稠厚时，再放入与党参等量的蜂蜜，趁热搅匀成膏。每日早晚用开水冲服 10～20 毫升（约 1 汤匙）。适于体质虚弱，尤其气血两虚者。

3. 党参枸杞红枣鸡汤：党参 15 克，枸杞 25 克，红枣 10 枚，鸡腿肉 200 克（乌鸡也可）。将所有中药洗净，鸡腿肉切块。然后把所有食料一同放入砂锅内煲汤，炖到鸡肉熟烂时即可，加入少量酒、盐调味服食。气血两亏，气血不畅者可经常食用。

（卢颖）

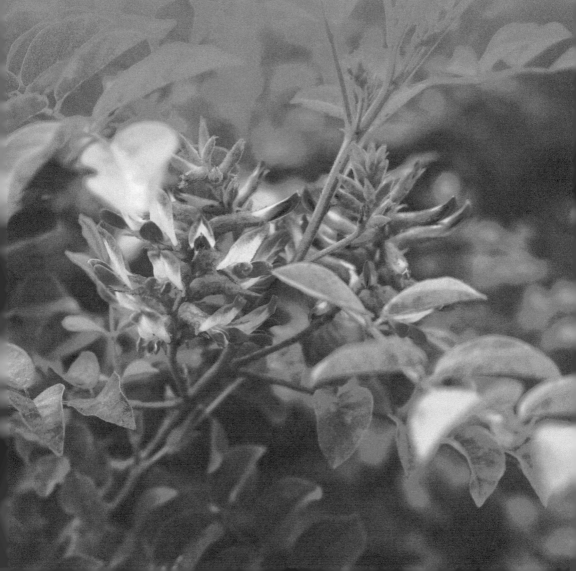

药之国老

——

甘草

本篇给大家讲的是中药里应用频率最高的中药——甘草，大家请看这个展柜，这里陈列了 3 份甘草标本，大多数观众第一句话就是：哇，长这么大，这不是树根吗？甘草，甘草，怎么不是草呢？

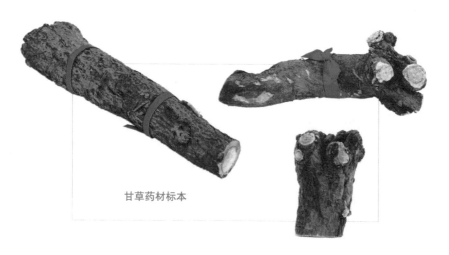

甘草药材标本

下面我们就从甘草的名称出发，来讲一下何为甘草？

先从甘草的"甘"讲起。

甘草，顾名思义，味甘之草，以其入药部位——根味甘甜而得名。在古代本草著作中又称为"蜜草""甜草""蜜甘""美草"。甘草的甜，至甘至纯，正如"味之甘，至甘草而极"。甘草中的主要甜味成分是甘草甜素（甘草酸盐），是一种非常有前景和应用广泛的纯天然甜味剂，甜度大约为蔗糖 200 倍，可以用来制作糖果、饼干、酱油、罐头等，炖肉时也可放几片。

甘草主要生长在我国内蒙古、甘肃、青海、新疆一带的荒漠、戈壁地带，干旱少雨，降水主要集中在夏季；日照时间长，光照充足；昼夜温差大；四季分明，夏季高温，冬季寒冷，年温差大。这种地理特点对生长于这一地区的甘草的药味影响十分明显，其所处环境的光照、温度、温差以及水分条件都为甘草的糖分积累提供了有利条件。

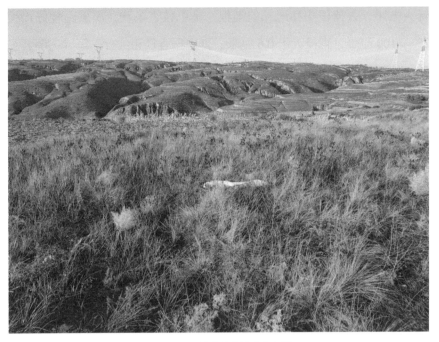

甘草生长的生态环境

甘草的"草",是说甘草为草本植物。宋代苏颂在《图经本草》中记载:"春生青苗,高一二尺,叶如槐叶,根长三四尺,粗细不定,皮赤,上有横梁,梁下皆细根。"可以看出甘草的地上部分为草本,高1米左右,而地下部分要比地上部分长得多。甘草长在西北荒漠地带的沙质土壤中,干旱少雨,为充分吸收水分,甘草的根系发达,主根可以扎得很深,一般为1.5米以下,深者达8～9米,甚至10米以上,侧根在地面下30～40厘米,呈水平分布,长达2米左右。现在家种栽培的甘草至少也要长3年以上,年头越长,长得也就愈加粗壮。明代刘绩《霏雪录》记载:"安南甘草大者如柱,土人以架屋,不识果然否也。"也就是说甘草的根能够粗如柱子,用作建房屋。博物馆的这三件大型的甘草展品都是多年生接近根头处的甘草根,长这么粗也就不稀奇了。

甘草在药材市场流通时,根据甘草根和根茎加工后的部位将甘草药材分为"条草""疙瘩头""草节""毛草"四个规格。"条草"就是斩头去尾，去掉根头和尾部的细根，呈单枝直条状，质量比较好，长25～100厘米，直径大于0.6厘米，再根据直径粗细分一等、二等、三等。"疙瘩头"是指加工甘草时砍下的根头，呈现疙瘩头状。条草加工中剩余的甘草短节，长25厘米以下，称为"草节"。直径小于0.6厘米的小甘草，称为"毛草"。规格等级不一，价钱相异，比如直径为1～2厘米的条草约为100元/公斤，0.6～1厘米的条草则为65元/公斤，毛草仅为25元/公斤。

下图这件标本即为甘草的地下部分，完整呈现了甘草的根和根茎性状特征。新中国刚成立时，甘草的产地加工既有带皮的，也有去掉外皮的。北京过去用的就是去皮甘草，又称"粉甘草"或"粉草"，粉甘草一般粉性足，是优质甘草。博物馆目前就展示有上世纪收藏的一份"粉甘草"标本，现在药材市场基本见不到这种商品规格。

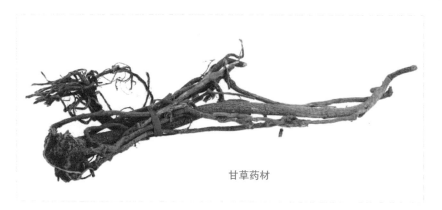

甘草药材

甘草的别名众多，其中以"国老"最为著名。"国老"首次出现在南北朝时期的《名医别录》中，陶弘景称"此草最为众药之主，经方少而不用者，犹如香中有沉香也，国老即帝师之称，虽非君而为君所崇，是以能安和草石而解诸毒也"，意思是说甘草就像香料中必有沉香一样，在经方中很少有不用的，国老是在朝堂上进行协调处理的管理者，虽非君主之位，却为君主所宗，受到众人的尊崇。李时珍在《本草纲目》中称："甘草外赤中黄，色兼坤离；味浓气薄，资全土德。协和群品，有元老之功；普治百邪，得王道之化。赞帝力而人不知，敛神功而己不与，可谓药中之良相也。"

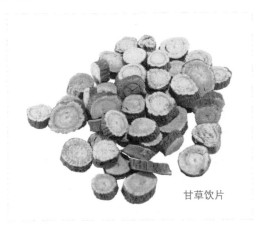

甘草饮片

"国老"之名与甘草的功效有着密不可分的关系。甘草味甘、性平，具有补脾益气、祛痰止咳、缓急止痛、清热解毒、调和诸药的功效。甘草在经方的应用中，重在调和，李杲说其"性能缓急，而又协和诸药，使之不争。故热药得之缓其热，寒药得之缓其寒，寒热相杂者，用之得其平"；王好古说甘草"可上可下，可内可外，有和有缓，有补有泻，居中之道尽矣"；《景岳全书》称甘草能"助参芪成气虚之功，助熟地疗阴虚之危"。甘草能止咳化痰，兼有平喘作用，不仅可以单用，也可以随证配伍用于寒热虚实多种咳嗽，有痰无痰均可。甘草味甘，能缓急止痛，常与芍药配伍，治疗脘腹、四肢挛急疼痛，也可缓解某些药物（如大黄）刺激肠胃引起的腹痛。甘草还长于解毒，应用十分广泛，与连翘、紫花地丁配伍治疗热毒疮疡，与板蓝根、桔梗等配伍治疗热毒咽喉肿痛。

甘草还善于解药物、食物中毒，有"解百毒"之号，孙思邈在《千金要方》中记载"甘草解百药毒，如汤沃雪。有中乌头、巴豆毒，甘草入腹即定，验如反掌"；唐代《药性本草》记载"诸药中甘草为君，治七十二种乳石毒，解一千二百般草木毒，调和中药有功……"。即使在现代社会，若有人食物或药物中毒，在积极送往医院抢救的同时，也可

马宝

以用甘草辅助解毒救急。

甘草以甘缓调和闻名于世，调和诸药、缓和药性作用重大，不可替代。清代邹澍的《本草疏证》记载："《伤寒论》及《金匮要略》两书中，凡为方二百五十，用甘草者至百二十方，非甘草之主病多，乃诸方必合甘草，始能曲当病情也"，即俗称的"十方九草""无草不成方"，足见甘草应用之广，"国老"名号实至名归。

甘草为多基原中药材，豆科植物甘草（*Glycyrrhiza uralensis* Fisch.）、胀果甘草（*G. inflata* Bat.）或光果甘草（*G. glabra* L.）的干燥根和根茎是中国药典收载的甘草的正品来源。

甘草 *Glycyrrhiza uralensis* Fisch.，一般又称为乌拉尔甘草，是我国市场上的主流品种，其产量大，分布也广。主产于内蒙古，以伊克昭盟杭锦旗所产的品质最优，称为"内蒙甘草"。胀果甘草主要分布于新疆、陕北三边及甘肃河西走廊，习称"新疆甘草"或"西北甘草"。光果甘草主产于新疆，且欧洲有产，故习称"欧甘草"或"洋甘草"。

传统将内蒙古西部、陕甘宁等地的为优质草，习称"西草"。内蒙古东部、东北地区、河北产的称为"东草"。著名的宁夏盐池的"西镇甘草"，内蒙古杭锦旗的"梁外草"、内蒙古阿拉善的"王爷地草"都是传统的道地药材。新疆的甘草直至 20 世纪五六十年代大面积开荒造田才引起人们的重视，且主要作为提取甘草甜素的原料使用。

自 20 世纪 60 年代以来，甘草的需求大幅增加，资源已经急剧下降，越来越匮乏。野生的三种甘草均被《国家重点保护野生药材物种名录》列入二级重点保护物种。2000 年，国务院国发［2000］13 号文将甘草列为计划管理品种，规定制止滥挖甘草，必须是在规定的采挖区域、由取得采集证的持证人适宜采挖。当前药材市场用的甘草已是以家种为主，按照野生甘草和栽培甘草进行划分，这样也有利于甘草的可持续利用。

（冯林敏）

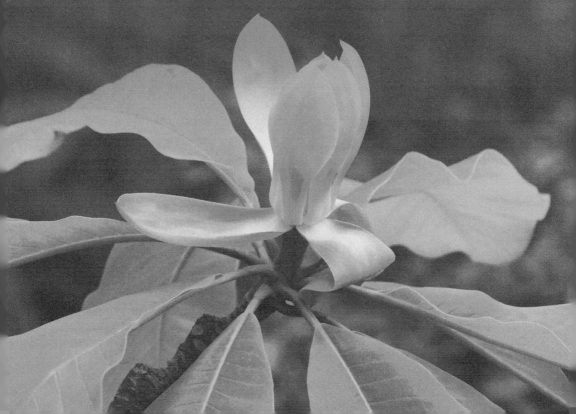

木朴皮厚

——厚朴

厚朴行医，苁蓉施药

厚朴继承神农药，苁蓉配制仲景方

厚朴待人使君子长存远志，苁蓉处世郁李仁敢不细辛

淳厚质朴，是国人一向赞美的品德，有这么一味药完美诠释了这一品德。厚，是淳厚的厚；朴，是质朴的朴，它便是"厚朴"。

厚朴是我国常用的大宗药材，来源于木兰科木兰属植物厚朴（*Magnolia officinalis* Rehd. et Wils.）和凹叶厚朴（*M. officinalis* Rehd. et Wils. var. *biloba* Rehd. et Wils.）的干皮、枝皮和根皮。

它始载于《神农本草经》，列入中品。此外，还有别名烈朴、赤朴、厚皮、重皮。朴，本意是树皮，《说文》释曰"朴，木皮也"，颜师古注《汉书·司马相如传》曰："此药以皮为用，而皮厚，故呼'厚朴'。"由于厚朴"皮极鳞皱而厚"，故《广雅》称厚朴为重皮，《吴普本草》称为"厚皮"。李时珍在《本草纲目》释其名曰"其木质朴而皮厚，味辛辣而色紫赤，故有厚朴、烈朴、赤朴诸名"。可见"厚朴"一名与性状特征及药用部位有关。

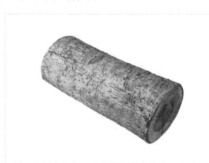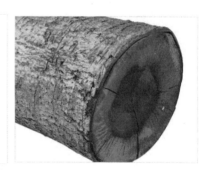

厚朴树干及其局部放大图

千百年来，厚朴的品质一直围绕着树皮厚度、颜色、质地来进行评价。宋代《本草图经》称"皮极鳞皱而厚，紫色多润者佳"，明代《药性会元》称"用川中厚紫有油佳"，明代《本草述钩元》记载"木皮鳞皱，肉厚色紫而多液者良"。明代李中立在《本草原始》首次提出了"紫油厚朴"，称"皮鳞皱而厚，色又润泽，俗呼紫油厚朴，入剂最佳"。

　　紫油厚朴是质量最上乘的厚朴，曾作为贡药上缴到朝廷。在如今的故宫博物院就存有一份"贡朴"，其有两大特点：一是厚朴道地，为真正的紫油厚朴，单筒如意状，至今仍色紫味辛；二是包装精美，外用精美木匣装潢，内为红色丝线捆绑，厚朴外皮贴有"紫油贡朴"字样，可谓是十分珍贵的厚朴标本。

　　在中医药博物馆中药综合展厅，陈列有厚朴展柜，大小展品共计3份，一份厚朴树干、一份"靴脚朴"、一份筒朴（"双如意"）。厚朴的商品名字竟如此有意思，这与厚朴的加工有直接关系。

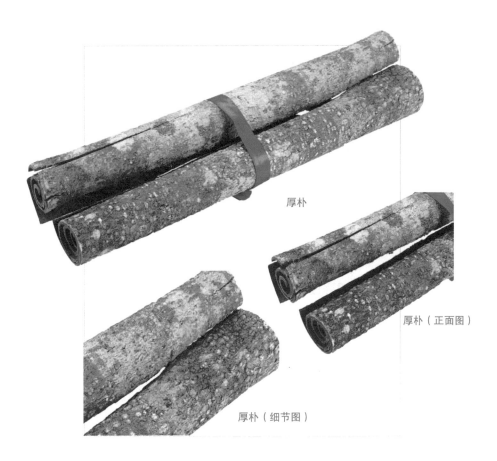

厚朴

厚朴（正面图）

厚朴（细节图）

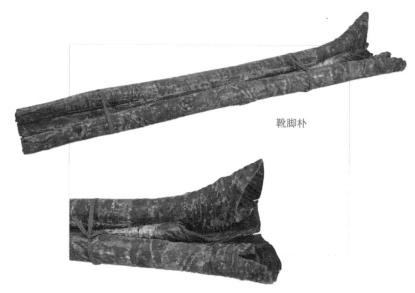

靴脚朴

靴脚朴（细节图）

厚朴的入药部位是干皮、枝皮、根皮。通常4～6月剥取生长15～20年的树干皮，置沸水中微煮后，堆成堆或者置坑上，上盖青草使之"发汗"，待水分自内部渗出后，内表面变紫褐色或棕褐色时，再蒸软，取出，卷成筒状，晒干或炕干。

干皮，一般比较厚（2～7毫米），经加工呈筒状者，因外形形似如意，故俗称"如意卷"厚朴。若是卷成单卷，形如古书，就称为"万卷书""单如意"；若是卷成双卷，称为"双如意"。

枝皮，比较薄（1～2毫米），一般加工成单卷状，称"枝朴"。

近根部的皮下端展开如喇叭口，整体似靴状，习称"靴筒朴""苑朴"。细小的根皮（根朴）多劈破，形弯曲似"鸡肠"，习称"鸡肠朴"。稍大些的根部碎块呈片状或半卷状，多似耳形，习称"耳朴"。

质量好的厚朴内表面为深紫色或紫棕色，用指甲划之，可见油纹，即上文俗称的"紫油厚朴"。有时断面可见发亮银星，是析出的主要成分厚朴酚与和厚朴酚的结晶。整体以皮厚、块大、肉细、油性足、内表面色紫棕而有发亮结晶状物、折断纤维性小、口尝辛辣味大、香气浓者为佳。各种商品规格中，又以根朴气香、味浓质最佳，靴筒朴、耳朴次之。筒朴形好但气味不及前者，枝朴最次。

厚朴商品中，湖北、四川产者称"川朴"，浙江产者称"温朴"，历来川朴是道地药材，质量优于温朴。正如《鉴选国药常识》所载："川朴肉厚质松，色紫，外裹油皮，内含油质，气香，味辣而甜。温所产，性质坚燥，皮肉不分，香气极淡，味辣不甜，间有绝无香气者。"

厚朴苦燥辛散，能燥湿，又能下气除胀满，是消除胀满的要药。有一首著名方剂平胃散，君药为厚朴，除湿散满，佐以苍术、陈皮，燥湿理气化痰，配以甘草和中，调和诸药，是治疗脘腹胀满、不思饮食、肢体沉重等湿滞脾胃的基础方。北宋寇宗奭在《本草衍义》中称厚朴"平胃散中用，最调中。至今此药盛行，既能温脾胃气，又能走冷气，为世所须也"。此外，厚朴还可以治疗食积气滞、腹胀便秘、痰饮咳喘等。

厚朴、黄柏、杜仲，并称为三大木本药材，简称"三木"药材，都为树皮入药，具有很高的药用、工业用经济价值。由于厚朴为高大落叶乔木，生长周期长，理论上应该在种植后 16～20 年方可采剥，但事实上办不到，一般在 10 年左右就被采剥了。这对资源保护十分不利，现在野生厚朴已濒临枯竭，早在 20 世纪 80 年代厚朴就已被国家定为二类保护植物和二类保护野生中药材，可是由于资源的减少，大批生产年限不足 16 年的厚朴被提前砍伐，造成厚朴有效成分含量降低，商品药材整体质量下降。为了保护厚朴资源，提高药材质量，与满足临床需求，应迅速建立厚朴生产基地，选择良种，扩大种植面积与加强管理，真正做到"药材资源开发与护育并举"。

（冯林敏）

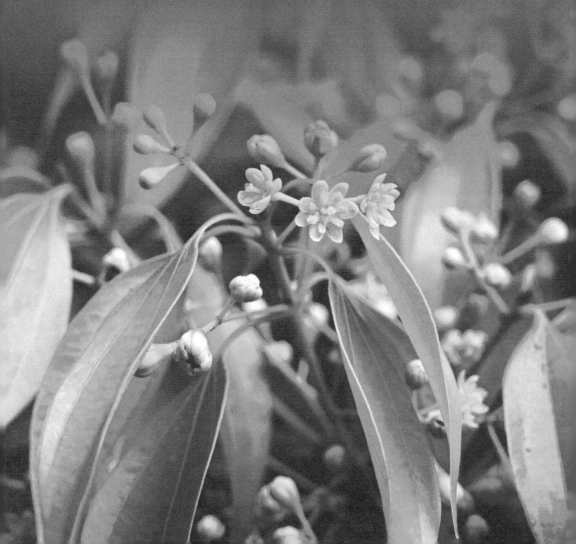

引火归原的香料

——

肉桂

在中药综合展厅的大型药材展示区，有一块类似门板的药材矗立在那里，那就是五大香料（肉桂、丁香、花椒、八角、小茴香）之一、同时是中药温里药的肉桂——板桂。

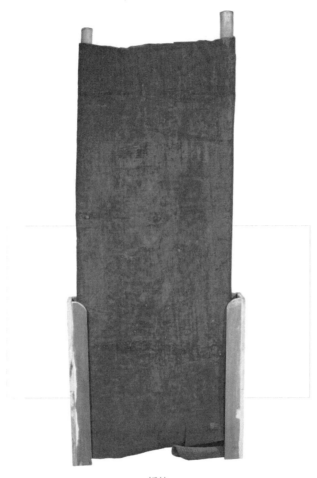

板桂

肉桂来源于樟科植物肉桂（*Cinnamomum cassia* Presl）的干燥树皮，根据肉桂树的生长年限、剥皮部位以及加工方法，又有桂通、企边桂、板桂之分。一般剥取栽培 5～6 年生幼树的干皮和粗枝皮，不经压制，自然卷曲称筒状，称"桂通"；剥取 10 年生以上的干皮，将两端削成斜面，突出桂心，称"企边桂"；剥取老年树最下部近地面的干皮，夹在木制的桂夹中，晒至九成干，压成扁平板状，称"板桂"。

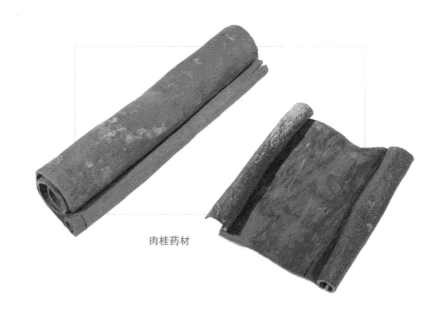

肉桂药材

国产肉桂主产于广西钦州、玉林，广东茂名、肇庆，云南，福建等地，其中以广西产量最大。国外肉桂主产于斯里兰卡、越南、柬埔寨、印度等地，产于斯里兰卡的又称"锡兰肉桂"，产于越南的又称"清化桂"。博物馆的标本是产于广西的板桂，宽55厘米，高150厘米，皮厚（已除去外粗皮）约6毫米，香气浓郁。

肉桂是最早被人类使用的香料之一。说起对香料的疯狂痴迷非古代欧洲人莫属。欧洲人是以肉食为主，但古时没有冰箱，吃不完的肉用盐腌制不好吃，后来，他们发现用香料腌制肉品，不仅可使肉类有效防腐，而且还提升肉类口味。于是，欧洲人就养成了离开香料就活不了的生活习惯，烹饪、酿酒、治病、防腐都需要香料，这些香料包括了肉桂、胡椒、丁香、肉豆蔻、生姜等。

然而，由于地理原因，欧洲无法种植香料，这些香料主要产于印度、印度尼西亚、斯里兰卡、中国等东方亚洲国家。而当时奥斯曼土耳其人占据了传统的中东贸易路线，所以，在东方白菜价的香料到欧洲生生炒成了黄金价，甚至比黄金还贵，香料在欧洲变成了奢侈的必需品。

对古代欧洲人来说，肉桂的来源始终是个谜。阿拉伯商人为了维持肉桂的高价，精心编造了"肉桂鸟"的谎言：阿拉伯有一种神奇的大鸟，这种鸟从遥远的地方衔来肉桂树枝，在悬崖峭壁上筑巢，因此，肉桂鸟的巢穴高不可攀。为了得到肉桂，商人们就把大块的牛肉放在悬崖下，肉桂鸟会趁无人之机，俯冲下来把肉叼回巢穴。但这些牛肉太大太重，会把巢穴压塌，肉桂树枝就掉落崖下，商人们由此得到肉桂。想要得到肉桂需要经历如此千难万险，这样似乎就让当时肉桂的高价出售变得合理了。"肉桂鸟"的谎言在欧洲流传了上千年，从公元 1 世纪至公元 13 世纪欧洲的一些著作中，能看出人们对"肉桂鸟"深信不疑。

阿拉伯商人希望垄断香料贸易，所以，严守"肉桂鸟"的秘密，对肉桂产地不漏一丝信息。葡萄牙人选择了尾随阿拉伯商船的办法，希冀能找到肉桂的发源地。1506 年，葡萄牙人在尾随阿拉伯商船时意外遇到了大风暴，当他们苦苦挣扎脱离危险时，发现他们已经漂到了他们从未到过的印度洋远海地区。无奈之下，他们只好暂时寻找避风港，修理船只。一番忙乱之后，他们在一个陌生的港湾停靠。这个地方古称锡兰，就是现在的斯里兰卡。他们在街道上闻到了诱人的肉桂味，并由此发现了茂密的斯里兰卡肉桂林，找到了肉桂的真正产地。

肉桂现在早已成为大家常用且平价的香料。肉桂的调味功能尤为突出，它的味道可用神奇、巧妙、复杂、细致、芬芳、甜美、可口等词来形容，用其烹饪虾、鸡、鱼等肉类菜肴，可让肉变得温润可口且具异国风味。面包、蛋糕等糕点加上浅红褐色的肉桂粉，就赋予了糕点一种"温暖"的色调，那种独特而香甜的气息，让糕点别具一格，令人念念不忘。咖啡、奶茶、红酒等饮品中添加肉桂，不仅增添风味，更能给饮品带来不可思议的悠久历史感。

在化妆品中也能找到肉桂的身影。肉桂的茎、叶经水蒸气蒸馏得到的挥发油——肉桂精油，用于香疗，有催情、安抚情绪的作用，被誉为"爱情春药"。肉桂精油还可作为配香的原料来制作香水，可使主香料香气更清香。此外，肉桂精油的沸点比分子量相当的其他有机物高，所以还可用作香水的定香剂。

最后，就要说到药用了。肉桂在中药中可是一味常用的温里药，其味辛、甘，性大热，归肾、脾、心、肝经，具有补火助阳、散寒止痛、温经通脉、引火归原的功效，可用于阳痿、宫冷、腹痛、寒疝、腰痛、胸痹、阴疽、闭经、痛经等症的治疗。引火归原是中医的一种治疗方法，就是把因肾阳亏虚而上浮的虚火引导回命门之中，使阴阳平调，虚火不升，常用来治疗虚阳上浮的面赤、虚喘、汗出、心悸、失眠、脉微弱者。

肉桂树的嫩枝，也是一味常用的中药，称为"桂枝"，具有发汗解肌，温通经脉，助阳化气的功效，它的作用与肉桂不同，归类于解表药。肉桂的树干可以制作家具，肉桂树也可作为园林绿化树种。此外，肉桂也作矫臭剂、驱风剂、防腐剂使用。

（卢颖）

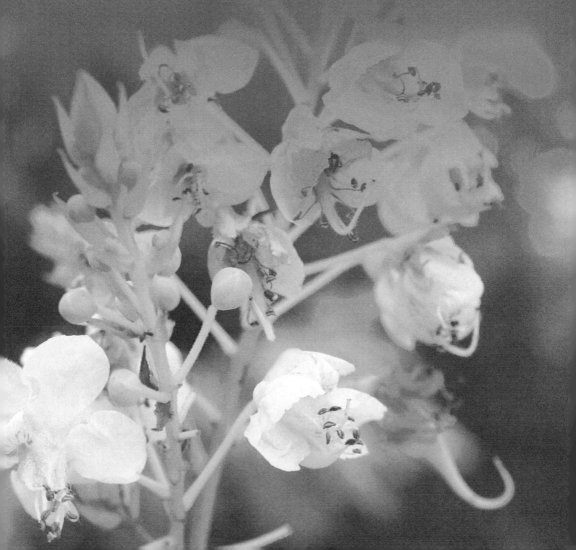

染药并用

—— 苏木

　　在中药综合展厅大型药材标本展区里陈列有两件苏木标本。一件是苏木心材，已除去粗皮及边材，呈圆柱状，长约 80 厘米，直径约 15 厘米，表面颜色为红黄色，横断面可见显著的年轮，质地坚实，是一件质量上好的苏木药材标本。另外一件为苏木根部标本，不规则根状，表面栓皮粗糙，断面可见紫红色的心材，质地极其坚实。这两件标本均购自广西玉林药材市场，很好地为观众展现了木类中药的性状特征。

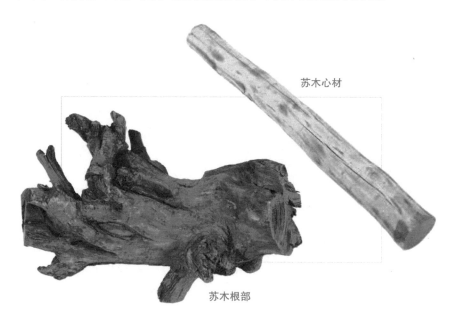

苏木心材

苏木根部

　　苏木，原名苏方木，来源于为豆科植物苏木（*Caesalpinia sappan* L.）的干燥心材。李时珍解释其名称缘来，"海岛有苏方国，其地产此木。今人省呼为苏木尔"。后世本草中又常常写为苏枋、苏方、苏木。苏方国为古地名，指东南亚诸国，即苏木的原产地为缅甸、越南、泰国等东南亚国家，属于进口药材。李时珍又指出"暹罗国人贱弃如薪"，暹罗国即今泰国，当时泰国的苏木不仅量大，价格还便宜。清朝时期，苏木仍是以进口为主，虽广西、云南也有产，但由于路途不便，价钱远比海外船运而来的苏木贵。《植物名实图考》称"滇产不出境，培莳者少……滇产于滇所资，其价皆十倍"。

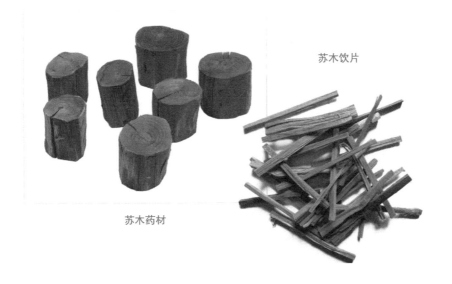

苏木饮片

苏木药材

在清代历朝，苏木都是东南藩属国上交给朝廷的贡品，《钦定大清会典》就多次记载了苏木贡品。如康熙十四年暹罗国的贡品有"龙涎香一斤，犀角六，沉香二斤，豆蔻藤黄乌木个三百斤，苏木三千斤上，冰片一斤……"嘉庆元年暹罗国的贡品有"白檀香、樟脑、桂皮、降真香、白豆蔻、乌木、苏木等凡二十三种"。由于清朝严禁百姓私自出境和下海，苏木作为当时外来商品，是不允许私下贸易的。《钦定大清会典》卷七百七十五"刑部五十三"严格规定，如私自建造大船后租给海员，用于运输番货，虽"不曾造有大船，但纠通下海之人接买番货，与探听下海之人番货到来，私买贩卖苏木、胡椒至一千斤以上者，发边卫充军，番货并入官"，可见惩罚是极其严重的。

现在，苏木在我国西南诸省，如云南、贵州、广东、广西及海南、台湾等地均产，野生或栽培均有。全年均可采收，一般多在5～7月，将树砍下，除去粗皮和边材，取中间黄红色或红棕色的心材入药。《本草纲目拾遗》称心材为"天成沙"，并云"难得，须嘱染坊陆续收之存，不拘多少入药用"。一般树龄越长，心材越红，质量也越好。古代入药讲究"中心纹横如紫角者，号木中尊色，其效倍常"，即说树龄长的苏木质优效高。

古代，苏木主要有两大功用，一是药用，自唐《新修本草》首载，历来作为破血药应用。二是入染料用，其木材去皮后煎汁，可染红色，是古代常用的木本植物染料。在历代本草和其他文献中，可以看出两大功用的记载。

1. 药用：《新修本草》首载苏木，称苏木"主破血、产后胀闷欲死"，五代前蜀李珣《海药本草》中记载"主虚劳血癖气壅滞，产后恶露不安怯起，卫心腹中搅痛，及经络不通，男女中风，口噤不语"。

苏木主破血，古代常单方入药，可煎汤，亦可制成散剂，内服或外用。服时既可用水助服，亦可用酒。如《肘后方》记载产后血晕用"苏方木三两，水五升，煎取二升，分再服"，这是水煎汤剂；《普济方》载：治破伤风病用"苏方木为散三钱，酒服立效，名独圣散"，这是散剂，并用酒服；《摄生方》载"凡指断及刀斧伤，用真苏木末敷之，外以蚕茧包缚完固，数日如故"，这是外用。

苏木专调产后血迷，有个著名方子"参苏饮"，即用苏木煎水去滓，调入人参末，可治疗产后气喘，面黑欲死。《本草蒙筌》称苏木"女科资通月水，产后败血立除。外科仗散肿痛，跌仆死血即逐"，确实也。由于古代苏木是常用红色染料，治血病，"若无苏方取绯衣煮汁服亦得"，也由此证实苏木确为行血要药。

2. 染用：苏木含有巴西苏木素、巴西苏木色素等水溶性红色色素成分，对棉、毛、丝、麻等纤维均能着色，经过不同金属离子的媒染，染成之色丰富多样，在古代是非常重要的染色木料，直至清朝，都是应用最普遍的天然染料之一。

其染色应用最早见于南北朝时期嵇含所著的《南方草木状》："苏方，树类槐花，黑子，出九真，南人以绛，渍以大庚之水，则色愈深。"可见当时在西晋的南方地区，苏木已经作为染料普遍使用。据文献考证"大庚之水"含有丰富的矿物质元素，此处记载即为苏木的媒染方法。唐代，随着印染技术的成熟，所需染材的丰富，苏木开始大量地从国外输入。在改革官服制度时，其中四品官员所穿的朝服便是苏木和明矾媒染所得的色彩，被称之为绛色或绯色、红色、赤色、朱色等，由此可见，唐代苏木染色的色名颇为丰富。到元明时期，苏木已是东南亚地区输入中国的大宗货物之一。苏木染色应用范围变广，明代王宗沐《江西大志·褚书》记载，当时染纸染红色的染料便有苏木，且与染布做法基本相同。明代的多本本草文献中都可见到苏木染色的记载，《药性粗评》云"苏方木，即染绛苏木也"，《本草纲目》云"其木，人用染绛色"，《本草蒙筌》云"多生海外，堪用染红"。

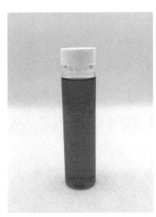

苏木染液

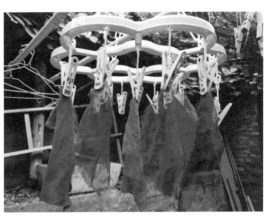

苏木染色小样

此外，苏木的染色技艺也有所提升，明代《天工开物》"彰施"中对苏木染色也有详细说明，不仅对其单独使用情况进行了描述，还描述了苏木使用不同媒染剂、以及与其他材料（黄檗、蓝靛、槐米等）复染产生的变化，可染得木红、紫色、天青、葡萄青、藕褐等。

木红色（苏木煎水，明矾、五倍子媒染）

紫色（苏木染底色，青矾媒染）

天青色（蓝靛浅染，苏木再套染）

葡萄青色（蓝靛深染，苏木水深盖）

藕褐色（苏木水薄染，再用莲子壳、青矾水薄盖。）

明代倪朱谟在《本草汇言》中记载"取木锉细，捣烂，水煎汁，加白矾些许，用染红色，名木红。如见铁器，则色暗不鲜，见天雨水，则色淡白不红。暹罗国人贱弃如薪"。这也是记载了苏木用不同媒染剂所染，会出现不同的色泽。清代苏木仍是常用染料，《植物名实图考》称"染绛用极广"。在《钦定大清会典》中可以看到，苏木、紫草等是常用的染料，如清宫制造御书处在成造朱墨时，"造朱一料，用朱砂一斤……用苏木三斤，用紫草二斤"；盛京工部右司在染纸时，"白矾八十四斤有奇，苏木二百二斤有奇，槐子一百六十一斤有奇"；户部三库之一颜料库常年储备乌梅、明矾、茜草、灯心草、紫草、五倍子等物料。可见，在人造染料尚未进入中国时，苏木一直扮演重要角色，对我国染色技术发展作用颇大。

尽管鸦片战争以后，西方生产的合成染料开始被引进中国，苏木及其他传统的天然染料及染色方式受到冲击。但在我国边疆及少数民族地区仍可见到苏木、蓝靛等植物染料的使用，传统草木染这一技艺依然被传承下来。

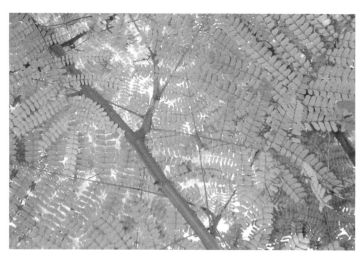

苏木植物

（冯林敏）

反客为主

——

新疆紫草

中医药博物馆中药综合展厅有一件较大型的紫草标本，长约30厘米，直径约15厘米，扭曲，颜色紫红，皮厚木心小，皮部极其疏松，为条片状，呈十余层重叠剥离，这是件十分珍贵的野生新疆紫草标本。紫草是传统的解毒透疹中药，但是这里的新疆紫草却不是传统用药品种，而是新中国成立后新增加的药材资源，这是怎么回事？我们来一探究竟。

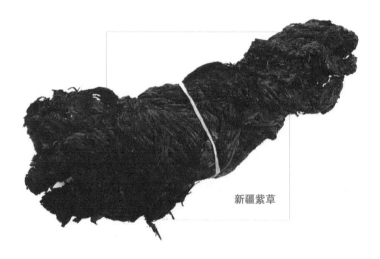

新疆紫草

紫草，本名"茈""藐"，《尔雅》称："藐，茈也。"郭璞注曰："可以染紫也。一名茈莫。"紫草为根入药，其含有紫草素，可作为天然的紫色染料，其染色应用历史比药用更加悠久。南北朝陶弘景《本草经集注》称："彼人种之，即是今染紫者。方药家都不复用。"依据陶弘景所言，这时候紫草是不入药的，就是做染料而用。之后的《农政全书》等农业专著，以及本草专著都普遍记载"其根染紫"，李时珍更是总结"此草花紫根紫，可以染紫，故名"。在二千多年的染色历史应用中，紫草都发挥着重要作用，其种植、应用也一直昌盛。

紫草作为中药始载于我国第一本本草专著《神农本草经》，称其"味苦寒，主心腹邪气，五疸，补中益气，利九窍，通水道。一名紫丹，一名紫芺"，这时候却并没有说明其植物形态。至唐《新修本草》首次记载了紫草的植物形态"苗似兰香，茎赤节青，花紫白色，而实白"。

直至宋代紫草才开始普遍入药，《本草图经》称："今处处有之，人家园圃中或种莳。其根所以染紫也。古方稀见使，今医家多用治伤寒时疾，发疮癣不出者。"明代《本草品汇精要》称根"类威灵仙而粗壮"，《本草纲目》称"其根头有白毛如茸"，《本草通玄》称"嫩而染色染手者佳"。经后人考证传统本草所记载的紫草应为紫草科紫草属植物紫草（*Lithospermum erythrorhizon* Sieb. et Zucc.），植物特点是茎直立，被粗硬毛，叶互生，长圆状披针形，两面被糙毛，聚伞花序顶生，花冠白色，小坚果乳白色。药材特点是完整根入药，主根单一，常有分支，外表紫红色或暗紫色，外皮薄易剥离，质脆硬，易折断，断面皮部紫红色，木部较大，为黄白色。

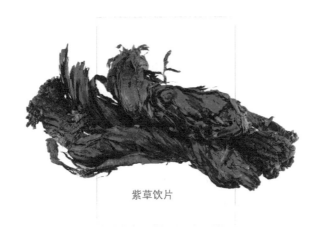

紫草饮片

紫草的产地分布比较广泛，历史上记载的有河南、陕西、湖南、湖北等地，且多为种植。民国时期紫草生产范围更广，陕西、广西、湖南、贵州、东北均有，并且以广西产者最好，1936年的《鉴选国药常识》记载"广西所产，皮紫，肉成玫瑰色，入水不褪"，1935年《药物学备考》称"西（陕西、广西）者入药，东（东北）者作色"。但随着民国时期国外进口合成染料的进入，紫草作为染料逐渐失去应用价值，经济效益随之大减，仅靠药用是无法有效促进紫草的种植和流通的，传统的正品紫草逐渐缩小市场。

新中国成立后，产在新疆的新疆紫草被发现，作为新的药用资源，并入了紫草的来源之一。因新疆紫草的药材特点是颜色紫红，皮厚木心小，皮部极其疏松，呈现为层层重叠的条片状剥离，习称"软紫草"。为区别，传统的正品紫草因为皮薄木心大，质硬脆，习称为"硬紫草"。

紫草商品分为两大类：软紫草类和硬紫草类。经过专家的考证，新中国成立后紫草的基原主要为三种：紫草（*Lithospermum erythrorhizon* Sieb. et Zucc.）、新疆紫草［*Arnebia euchroma*（Royle）Johnst.］和滇紫草（*Onosma paniculatum* Bur. et Franch.）。滇紫草曾被清《植物名实图考》收录，现作为云南、四川的地方习用品，常自产自销，没有被《中国药典》收录。新疆紫草属于紫草科软紫草属植物，其花冠深紫色，小坚果黑褐色，主要分布在新疆昭苏、温泉、乌恰、木垒、阿克苏、博乐、伊宁等地区，产量最大。药材商品习称为"软紫草"，并被认为质量最佳，成为紫草商品中的主流品种。原来的正品紫草入药应用范围已下降，仅"在新疆紫草供应不够时以本品代替"。中医药博物馆陈列有紫草（硬紫草）、滇紫草、新疆紫草三种。

20世纪八九十年代，产于内蒙古巴颜淖尔盟、乌兰察布盟、阿拉善盟等地的内蒙紫草（*Arnebia guttata* Bunge.）被发现，也开发为新的药材资源。其也为紫草科软紫草属植物，商品归属于"软紫草"类，只是花冠为鲜黄色，又称为黄花软紫草，因产量少，也多在当地自产自销。

《中国药典》对紫草的基原和产地进行了多次修改调整，1963年版《中国药典》收载了新疆紫草和紫草。1990年版《中国药典》紫草基原增加为"新疆紫草、紫草、内蒙紫草"。2005年版《中国药典》改为只收载"软紫草"，即新疆紫草和内蒙紫草。综上，传统正品紫草已退出药典，历代本草未记载的新兴品种新疆紫草和内蒙紫草成为紫草正品。而内蒙紫草的规模和产量、应用均不及新疆紫草。

现代化学成分分析，新疆紫草所含的有效成分紫草素、去氧紫草素等含量均高于传统紫草，其所含的5种萘醌类色素达到2.76%，远高于传统紫草的 0.92%。药理学研究，新疆紫草的醇提取液最低抑菌浓度为 3.1 毫克／毫升，而传统紫草的为 100 毫克／毫升，表明软紫草的抑菌试验优于传统紫草。如此说来，新疆紫草成为当代紫草的新兴品种无可非议，成为名副其实的优质正品紫草。相反，应用了 2000 多年的传统正品紫草反而成了伪品，退出了历史的舞台。

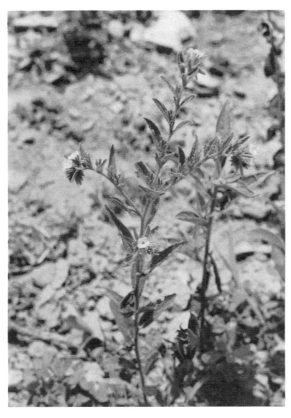

紫草植物

（冯林敏）

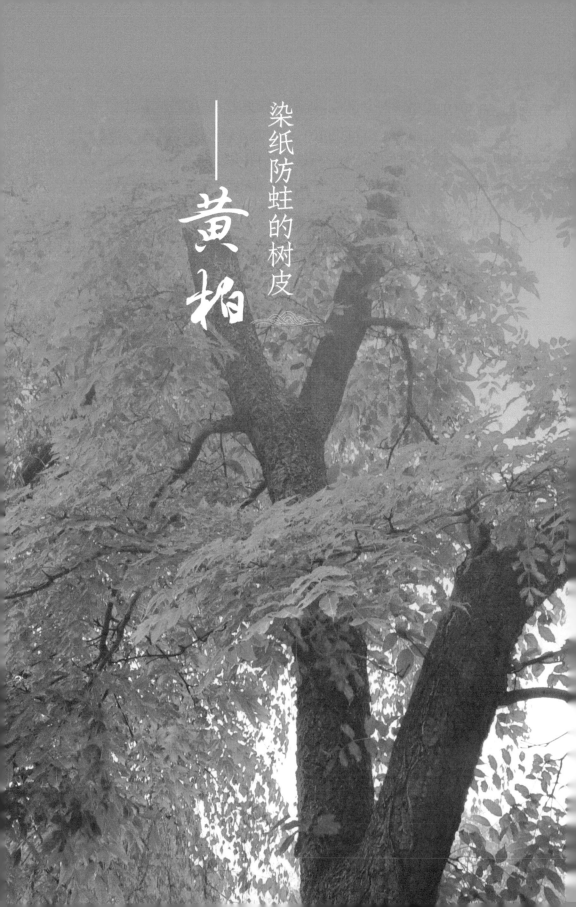

染纸防蛀的树皮

——黄柏

青灯黄卷伴更长，花落银虹午夜香。

异日长檠珠翠处，苦心寒焰莫相忘。

元代叶颙的一首《书舍寒灯》为我们描述了一幅长夜漫漫、辛勤攻读的画面，青灯黄卷也成了一句成语，泛指清苦的攻读生活。诗中的黄卷指的是纸张泛黄的书卷，本文就来聊聊何为黄卷？黄卷又是如何制成的？

古代纸张多用一种黄色的染料浸染，以防虫蛀，纸张呈黄色，因此叫作黄卷。经学者考证，这黄色染料就是中药黄柏。

作为中药，黄柏的历史应用悠久，以"黄檗（niè）"之名始载于《神农本草经》，列为中品。陶弘景在《名医别录》记载为"檗（bò）木"。"檗"写为"蘗"是由于在后世流传过程中版刻印刷出现的漏笔现象，"蘗"则是"檗"的俗写形式。后世本草中，黄檗、檗木、黄蘗、蘗木、檗木、黄檗，皆指黄柏。明代，出现"黄柏"之名，李时珍解释说"俗作黄柏者，省写之谬也"。民国之后，黄柏成为正名。《中华本草》对"檗"的解释为"檗之言，襞也，衣褶也。其树栓皮厚，有纵向较深的沟裂，故从木称檗，其皮色黄，可以之染色，故合称黄檗。俗写取简而作黄柏。"

经后人考证，古代本草著作所收载的黄柏是芸香科黄檗属植物川黄檗（*Phellodendron chinense* Schneid），《中国药典》称植物名为"黄皮树"。宋代苏颂《本草图经》记载："檗木，黄檗也。生汉中川谷及永昌，今处处有之，以蜀中者为佳，木高数丈，叶类茱萸及椿、楸叶，经冬不凋，皮外白里深黄色。"自苏颂首次指出黄柏以蜀中（今四川）所产者为最佳，自此四川作为黄柏的道地产区，被后世广泛认可。目前，黄柏主要生长在以四川巴中、绵阳、雅安、乐山、宜宾等为核心的四川盆地边缘山地，以及与四川盆地接壤的陕西、贵州等中亚热带、北亚热带、高原气候区域交接的湿润山区，习称"川黄柏"。

民国时期，黄柏的品种出现川黄柏、关黄柏和洋黄柏品种分化。

1927年《增订伪药条辨》指出黄柏有三种，一种是道地药材川柏（川黄柏），"四川顺庆府南充县出者为川柏，色老黄，内外皮黄黑，块片小者，佳，可作染料用"。第二种是关柏（关黄柏），称"湖南及关东产者，为关柏，块片甚大而薄，色淡黄者，次"。还有一种"东洋出者，为洋柏，色亦淡黄，质松，更不入药"。

新中国成立后，洋黄柏市场绝迹，黄柏以"川黄柏"和"关黄柏"两类为主。这里提到的关黄柏，其原植物为芸香科黄檗属黄檗（*Phellodendron amurense* Rupr.），主要生长在东北三省及内蒙古、河北等地，属于后起药材，民国时期才有记载，1963年进入《中国药典》，与川黄柏同为"黄柏"正品来源。但两者的主要成分小檗碱、巴马亭等生物碱类在含量上有明显差异，川黄柏小檗碱含量为3.40%～6.55%，总生物碱含量为3.99%～7.89%，关黄柏小檗碱含量为0.34%～1.20%，总生物碱含量为0.92%～2.95%，川黄柏总生物碱含量超出关黄柏1～2倍，小檗碱含量高出1～6倍，因此川黄柏质量优于关黄柏。

2005年版《中国药典》将两者分开入药，分别以"黄柏"和"关黄柏"收载。黄柏苦寒沉降，入肾、膀胱、大肠经，有清热燥湿、泻火除蒸、解毒疗疮的功效，善于清下焦湿热，如湿热带下、热淋等，还善于清泻相火除骨蒸，著名成药有知柏地黄丸等。

由于黄皮树是较高大落叶乔木，可高达15米，成年树有较厚的、易纵裂的外树皮（木栓层），呈现灰棕色、灰褐色。一般剥取10年左右的树皮，刮去粗皮（栓皮）后，内层树皮呈深黄色，或鲜黄色，入药的就是这个部位。

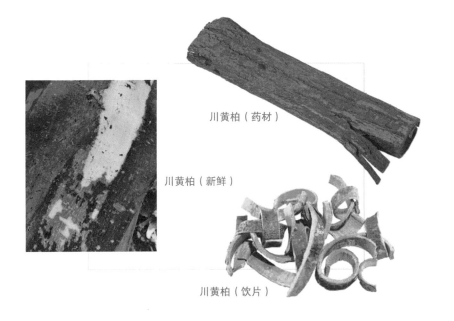

川黄柏（药材）

川黄柏（新鲜）

川黄柏（饮片）

中医药博物馆陈列有三份黄柏标本，一份为刮去部分栓皮的黄柏大药材，自然卷筒状，长约 80 厘米，厚约 5 毫米；有一份为刮净栓皮的关黄柏树皮；还有一份为刮去栓皮的川黄柏树干，产于四川省平武县大桥镇，生长年限为 22 年，长 90.3 厘米，直径 24 厘米，重达 22.1 公斤。黄柏的品质评价是以树皮厚度、颜色深浅、栓皮是否去净评判，以皮厚、纹细、色鲜黄质量为最佳。

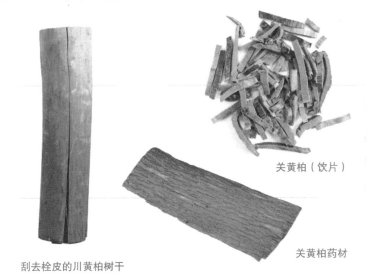

关黄柏（饮片）

刮去栓皮的川黄柏树干

关黄柏药材

在古代，黄柏还有一个很重要的应用——染色，篇首所说的"黄卷"即是由此而来。黄柏染纸，相传源于东晋葛洪，据传葛洪了解到黄柏具有杀灭虫卵的功效，为了避免纸张遭受虫蛀，就试验用黄柏汁来浸染麻纸，本意是保护纸张，却研制出了世界上第一张用天然染料制成的加工纸，史称黄麻纸。葛洪是中医药历史上不容忽视的一位著名医药学家、炼丹术家，其对医学、化学的发展亦有相当贡献，著有《肘后救卒方》等传世。葛洪与梅福还被尊为染纺业祖师，史称"梅葛二圣"，古时的染布店、刷纸作坊、印制年画的地方，都有梅葛庙，每年染匠们都定期到梅葛庙聚会祭祀，以示行业兴旺，后继有人。

尽管葛洪被尊为染纺业祖师，但是黄柏染纸却并非源于葛洪。东汉末年刘熙所著的《释名》中记载"潢，染纸也"，而"潢"字专指的就是黄柏汁染纸，我们在后代的文献中也可查到明确记载，如《四库全书》中《六书故》第二十一卷记载"古人写书皆用黄纸，以蘖染之，所以辟蠹，故曰黄卷。此法即为'染潢治书法'"。由此可见用黄柏汁染纸，在汉代已经出现，早于葛洪时期。

此后，造纸工匠们在此基础上，总结和提高了用黄柏汁染纸的具体操作方法，详细记载的有北魏贾思勰《齐民要术·杂说》、明代高濂《遵生八笺》、清代的《四库全书·六书故》。具体做法是先将黄柏内皮切开，放在水里浸出原汁，然后把剩下的渣子取出捣碎，加水煮沸，装入布袋，挤出黄汁，再一次把残渣捣烂，再煮沸、挤压。如此反复处理三次，然后将这三次浸出的黄汁与最初的原汁混在一起备用。把麻纸放在黄汁内浸一下立即取出，逐张晾干就可以使用了。经黄柏染色的纸张后来发展为一种特殊的存在形式——硬黄纸，质地硬密，外观微黄，一般用于抄写佛经、官府文书、临摹古迹书画等。如故宫博物馆就收藏有一份元代的"黄色写经纸"，长 62 厘米，宽 40 厘米，是以黄柏汁浸泡染色，呈现淡黄色，纸张至今保存完好。

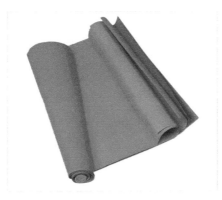

元·黄色写经纸（引自故宫博物院）

黄柏染纸能够防虫蛀，主要原因是黄柏中含有黄连素（小檗碱）、黄柏碱等生物碱类成分，可防虫蛀及细菌侵袭，从而延长了纸张的保存时间。作为染料，黄柏不仅可以染纸，制造"黄卷"，还可以染衣物，是古代常用的天然染料。明代《天工开物》中记载的鹅黄色、豆绿色、蛋青色，皆由黄柏染色而得。故宫院藏传世纺织品文物中的黄色、明黄色部分经鉴定含有小檗碱、巴马亭等生物碱成分，证实是由黄柏染色而成的。

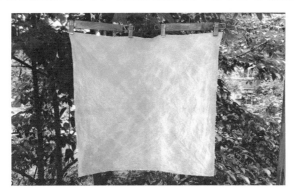

黄柏扎染小样

黄柏味苦、性寒，是清热、燥湿、泻火的良药，还是染色常用染料，同时外皮松泡质厚可做软木塞，木材坚硬可做家具，果实含油可做润滑剂，具有独特的药用和经济价值。

（冯林敏）

马宝

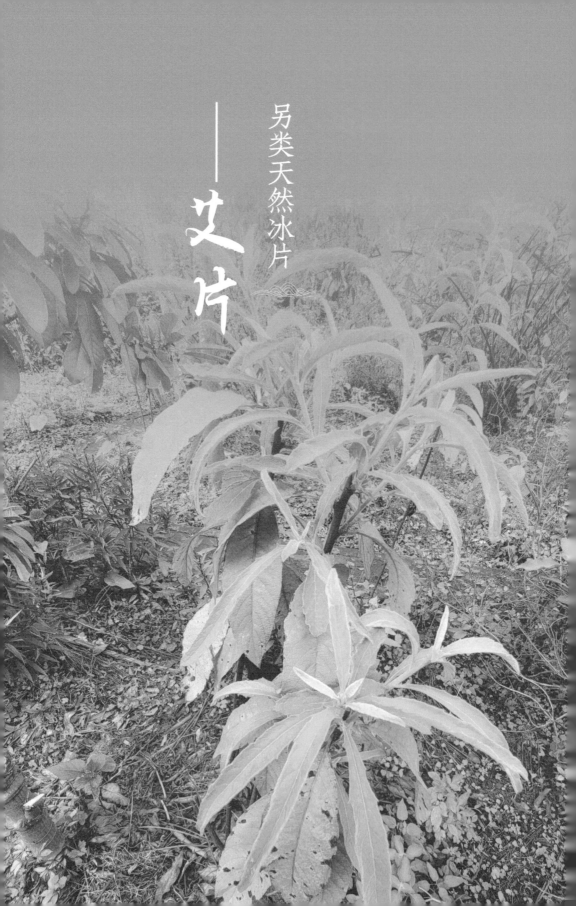

另类天然冰片

——艾片

在中药综合展厅，有两件天然冰片展品，一件13厘米×8.5厘米×3.5厘米，重约307克，一件16厘米×10厘米×3.5厘米，重约373克。这两件展品结晶片大，白莹如冰，气味清香，辛凉扑鼻，是上好的珍贵天然冰片。

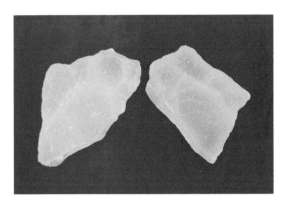

艾片

历史上，中药类冰片商品有四种，它们的来源、产地及主要成分有明显差别。

1. 龙脑冰片：由龙脑香科植物龙脑香的树脂经蒸馏得到的结晶，又称龙脑香冰片、梅片、梅花冰片等，其主要成分为右旋龙脑（d–Borneol），是传统用药。

2. 机制冰片：为樟脑、松节油等经化学方法合成的结晶，又称合成龙脑。于鸦片战争前后由德国、日本输入中国，是目前商品冰片的主要来源。

3. 艾片：为菊科植物艾纳香的新鲜叶经提取加工制成的结晶，主要成分是左旋龙脑（l–Borneol）。

4. 天然冰片：为樟科植物樟的新鲜枝、叶经提取加工制成的结晶，主要成分是右旋龙脑。本品是《中华人民共和国药典》2005年版新增的品种。

其实"天然冰片"是相对于机制冰片而得名的，龙脑冰片、艾片也属于天然冰片类。

龙脑冰片，是我国传统用药。以"龙脑"之名记载于《名医别录》，

《唐本草》以"龙脑香"作为正名收载本品。《本草纲目》释名:"龙脑香,因其状加贵重之称也,以白莹如冰及作梅花片者为良,故俗呼为冰片脑,或云梅花脑……皆因形色命名。"龙脑冰片主产于印度尼西亚等地。自古以来,天然冰片为进口药品,但来源于龙脑香的龙脑冰片当今已少见,曾收载于卫生部1986年颁布的《中华人民共和国卫生部进口药材标准》中,但历版《中国药典》都不曾收载。

中药展厅陈列的这两件天然冰片并不是龙脑冰片,而是艾片。它来源于菊科植物艾纳香 [*Blumea balsamifera* (L.) DC.]。艾纳香又名大风艾(广西)、大艾、大黄草(海南),是多年生草本或亚灌木,全体密被黄色绒毛。叶互生,叶片圆形或矩圆状披针形,边缘有锯齿,两面密被茸毛。头状花序顶生,排列成大的圆锥花序,管状花黄色,瘦果圆柱形,具棱,有冠毛。主产于贵州、广西,云南、广东、福建和台湾等地也有产。因其植物主要作为提取冰片的原料,故有"冰片艾"之称。

每年在秋季霜降前采摘叶片进行水蒸气蒸馏,冷却得到灰白色粉状物,经压榨去油,制成结晶状粉末,称为"艾粉",再经提炼成块状结晶,称为"结片",加工劈削成片状,称为"艾片"。博物馆的两件展品就是未经劈削的"结片",所以片大洁白。

艾片多为多角形片状,呈半透明结晶,颜色显青白,质稍硬,手捻不易碎,燃烧时冒浓黑烟,火焰为黄色。其成分为纯粹的左旋龙脑,与龙脑冰片的成分右旋龙脑互为立体异构体。以"冰片(艾片)"之名收载于《贵州省中药材标准规格》1965年版,以"冰片(天然冰片)"之名收载于《贵州省中药材质量标准》1988年版,以"艾片(左旋龙脑)"之名收载于《贵州省中药材、民族药材质量标准》2003年版和2010年、2015年、2020年版《中国药典》。

"艾纳香"之名虽在宋代的《开宝本草》中早有记载,书中引用《广志》称"艾纳出西国,似细艾",但对其加工的产品却没有记载。"艾片"正名以及应用是到了民国时期才有确切记载,应用仅有百年历史。1928 年出版的《增订伪药条辨》，曹炳章记载："广西百色县蒸熬大枫叶，以炼液结晶成粉，为制冰片之原料，曰艾片，亦伪作冰片，惟治疥疮，能杀虫，避臭秽亦佳，只可作外治药用，凡合丸散内服药及眼药内，切不可充用，有毒，用之害人匪浅。"可见当时是将"艾片"当作"冰片"伪品记载的。

1935 年的《药物学备考》在"梅花冰片"条下附注"另有机器冰片、脑片、艾片三类，产东西洋。皆不入目，宜上疮，造皂香水、胰子可用"。这时候，艾片是可作为外用药来治疗疮疡肿毒，同时作为化妆品等原料。

再到 1937 年出版的《本草药品实地之观察》记载："药市之所谓冰片者，其来源有二：①为龙脑香科植物……②为由菊科植物采得之天然艾片，主成分为左旋龙脑，即前者之光学的同质异性体，此纲目芳草类之艾纳香是也，产于广东、福建、海南岛及台湾。"可见艾片作为商品冰片的一种，在当时已得到公认，并且成分结构已被阐明。并称"北平药肆之称为冰片者有二：①称旧式冰片（每两 8 元）乃污黄色半透明之结晶块片，即上述之龙脑（片脑）或艾片是也。②称新式冰片，乃洁白脆弱之透明结晶，并非由上列两种植物中所提出，乃以樟脑还原而制得之人造品，故其价甚廉也（每两仅数角）"，说明艾片已与龙脑冰片归为一类，属于天然冰片，价格要远远高于机制冰片。

新中国成立初期，艾片作为正品冰片的一种，同等入药，但药用不多，除广东、广西应用外，主要为制造化妆品及痱子粉的原料。后改进技术，质量提高，产量大增，逐渐成为国内市场上的主要天然冰片，世界闻名的天然左旋龙脑，除供贵州省内使用外，还销往全国各地并出口外销。

艾片同龙脑冰片一样，味辛气香，有开窍醒神、清热止痛之功效。《本草衍义》称"冰片芳香走窜，引药上行，独行则势弱，佐使则有功"，所以冰片常配伍使用。内服，入丸散，可治疗热病神昏、惊厥、中风痰厥、气郁暴厥、中恶昏迷，著名的成药有安宫牛黄丸、苏合香丸等；也可与川芎、丹参配伍制成速效救心丸、丹参滴丸等治疗胸痹心痛。外用，可清热止痛，泻火解毒，是五官科常用药，如治疗目赤肿痛的八宝眼药水，治疗口舌生疮、咽喉肿痛的冰硼散、双料喉风散等，耳道流脓可单用冰片滴耳。同时可配伍炉甘石、珍珠等，治疗疮疡肿痛、烧烫伤等。

现如今，机制冰片已占了主导，天然冰片显得尤其珍贵，博物馆的这两份艾片静待大家前来观赏。

（冯林敏）